Johanna Paungger
Thomas Poppe

# GESUND *mit der Kraft des* MONDES

Servus

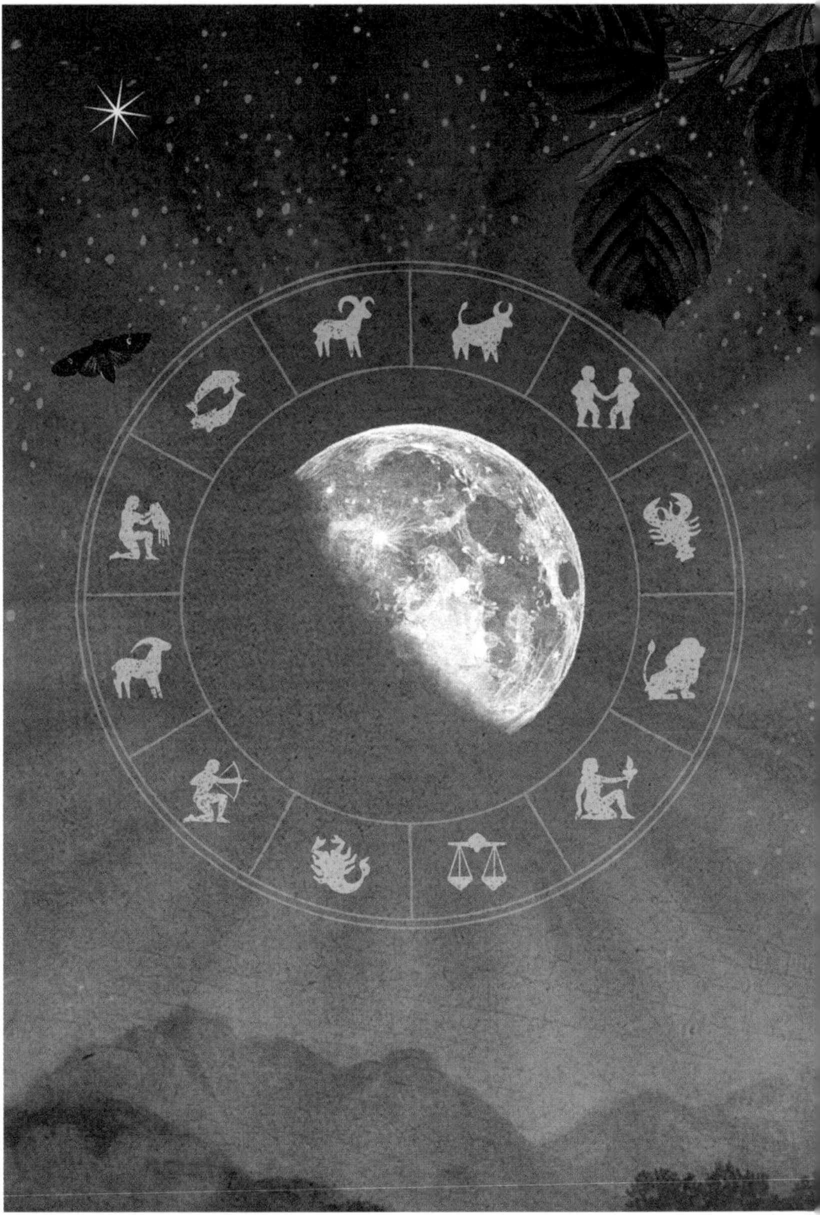

# VORWORT

Zu den wertvollsten Schätzen, die uns unsere Vorfahren hinterlassen haben, zählte zu allen Zeiten das Wissen um den richtigen Zeitpunkt einer Vielzahl von Tätigkeiten – in Harmonie mit Mondphase und Mondstand im Tierkreis. Der explosive technische Fortschritt der letzten 150 Jahre hat uns die Überzeugung gewinnen lassen, dass wir heute auf dieses Wissen verzichten können. Wer mit offenen Augen und offenem Herz durchs Leben geht, weiß jedoch: Wir können es nicht. Es wird in Zukunft wichtiger denn je werden.

Mit dieser Buchreihe erfüllen wir weiterhin unsere Aufgabe, das Mondwissen neu zu beleben und damit Ihr Leben zu erleichtern – auf allen Gebieten, die Ihnen am Herzen liegen. Am besten blättern Sie durch die Inhaltsverzeichnisse und picken sich heraus, was Sie gerade besonders anspricht. Dann schauen Sie bei den jeweiligen Kapiteln nach, setzen die einfachen Tipps und Regeln um, die Sie dort finden, und sammeln nach und nach Erfahrungen mit dem unausweichlichen Erfolg. Das wird Sie so sehr beflügeln, dass Sie sich nach und nach auch den übrigen Bestandteilen des Wissens und seinen vielen Hilfestellungen zuwenden werden.

Ein Wort noch zum Umgang mit dem Mondwissen, was Ihr Umfeld betrifft. Die Begeisterung, die sich nach wenigen Monaten einstellen wird, mag Sie verführen, auch Ihre Umgebung „zwangsbeglücken“ zu wollen. Tun Sie es nicht. Ihr eigenes Beispiel und Vorbild in der Anwendung des Wissens sind viel wirksamer als der Versuch, mit Überredungskunst zu arbeiten. Sie werden sehen, welche echte Freude damit verbunden ist, mit ein wenig Geduld und aus eigener Kraft echte, dauerhafte Lösungen für viele große und kleine Probleme des Alltags zu finden.

Und nun wünschen wir viel Freude mit einer abenteuerlichen Entdeckungsreise im Reich dieses wertvollen Wissens unserer Vorfahren – heute noch gültig wie eh und je.

*Ihre Johanna Paungger-Poppe & Thomas Poppe*

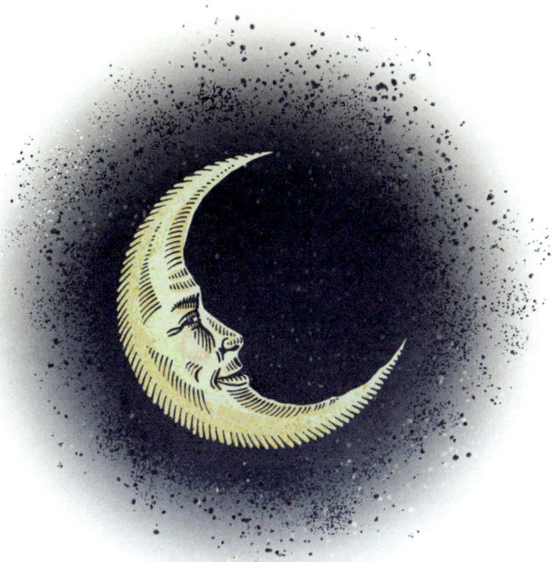

# INHALT

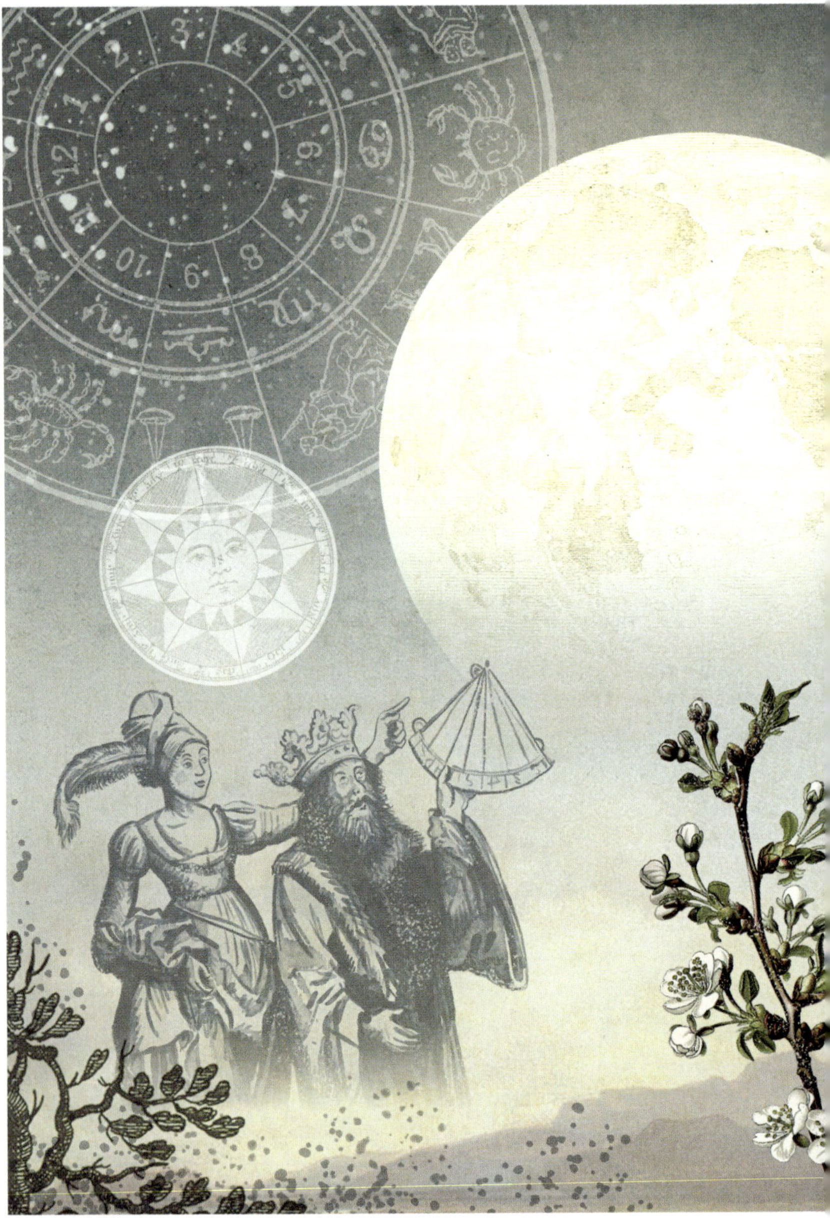

# *Eine kurze* GEBRAUCHSANWEISUNG *für den* MONDKALENDER, *das einzige Werkzeug, das Sie brauchen werden*

Was geschieht, wenn das Überleben in einer Gemeinschaft von Menschen von der Fähigkeit abhängt, sich selbst helfen zu können, wenn es um Gesundwerden und Gesundbleiben geht? Etwa wenn der nächste Arzt sehr weit weg wohnt? Ganz einfach: Sie schärfen ihre Wahrnehmung und Beobachtungsgabe, lernen die Heilkraft der Natur kennen und erkennen ganz sicher auch, dass der Erfolg jedes heilenden Handelns natürlichen Rhythmen unterworfen ist. Ganz besonders dem Rhythmus des Mondes und seiner Position im Tierkreis.

Denn genau so und nicht anders ist überhaupt der Tierkreis mit seinen zwölf Tierkreiszeichen entstanden. Wenn ich aus direkter Wahrnehmung erfahre, dass die günstige Zeit für ein bestimmtes

Tun – etwa das Sammeln von Heilkräutern – genau zwischen zwei Sternen am Himmel auftaucht, dann liegt es nahe, diese Sterne zu einem Bild zusammenzufassen und ihm einen Namen zu geben, der es leicht macht, die von ihnen – wie von einem Uhrzeiger – angezeigten Einflüsse zu erkennen und vor allem vorauszuberechnen. Hier liegt auch der Grund verborgen, warum Tausende und Abertausende von Gebäuden aus alter Zeit keinem anderen Zweck dienten, als den Lauf des Mondes (und auch der Sonne) in Kalendern festzuhalten.

Noch bis vor etwa 120 Jahren wäre ein Kalender, der Mondphase, Mondstand und Tierkreis nicht enthält, undenkbar gewesen – reine Papierverschwendung. Wir schätzen uns glücklich, daran beteiligt zu sein, das uralte Wissen vom „richtigen Zeitpunkt" wiederzubeleben. Denn die Zukunft wird uns dazu zwingen, warum also nicht die ersten Schritte freiwillig tun?

Wenn das Ihre erste Berührung mit einem Mondkalender bedeutet, möchten wir Ihnen hier eine kleine Gebrauchsanweisung geben. Was bedeutet es, wenn in diesem Buch von den verschiedenen „Zuständen" des Mondes die Rede ist, die auf so viele Tätigkeiten im Alltag Einfluss nehmen? Was heißt

„Vollmond“ und „Neumond“, „zunehmender“ und „abnehmender Mond“? Was steckt zum Beispiel hinter dem Satz: „Vollmond im Tierkreiszeichen Stier ist ungünstig für eine Zahnbehandlung“? Oder hinter dem Satz: „Mond in Waage regiert die Hüftregion“?

Der Einfachheit halber hatten sich unsere Vorfahren Formulierungen wie diese angewöhnt: „Der Mond beeinflusst alle Vorgänge im Körper“, „Mond im Tierkreiszeichen Zwillinge regiert Arme und Hände“, oder auch: „Der abnehmende Mond wirkt entgiftend.“ Dabei ist es völlig gleichgültig, ob der Mond tatsächlich diese Wirkung hat oder ob er zeitgleich mit bestimmten Energien und Vorgängen auf der Erde die immer gleichen Positionen einnimmt.

Wir bleiben beim Sprachgebrauch, der seit alters her im Umlauf ist: Der Mond, seine Phasen und seine Position im Tierkreis „wirken“ auf die Erde und auf alles Leben. Zur leichteren Identifizierung im Mondkalender nun zu den fünf wichtigsten Impulsen des Mondes.

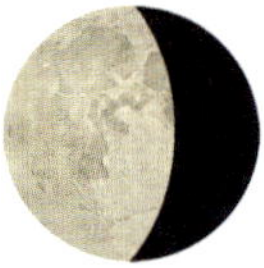

**Zunehmender Mond**

Wenige Stunden nach Neumond wird der Mond als feine Sichel erkennbar, die sich nach links öffnet. Die Phase zwischen Neu- und Vollmond bezeichnet man als „zunehmenden Mond“, sie dauert etwa 14 Tage. Symbolisch finden Sie den zunehmenden Mond im Kalender als weiße oder gelbe Sichel bis zum Vollmond eingezeichnet. Alle Kräfte, die der zunehmende Mond freisetzt, werden umso stärker, je näher der Vollmond rückt. In der Regel machen sie sich drei Tage vor Vollmond am deutlichsten bemerkbar.

**Vollmond**

Nimmt man den Neumond als Beginn, hat der Mond jetzt die Hälfte seiner Reise um die Erde vollendet, er steht als leuchtender Vollmond am Himmel.

Im Mondkalender ist der Vollmond als weiße oder gelbe Scheibe eingezeichnet. Bei zunehmendem Mond und speziell bei Vollmond nimmt der Körper alles besser auf, was er einnimmt – Nahrung, Vitamine, Mineralien. Kuren zum Abnehmen sind nicht so erfolgreich. Der Verlauf von Operationen ist nicht so günstig, Wunden bluten stärker als sonst, die Narbenbildung ist stärker, Heilungsprozesse dauern länger.

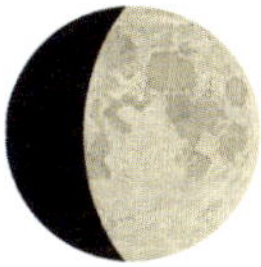

***Abnehmender Mond***

Kurz nach Vollmond wandert der Mond langsam weiter, sein Schatten wächst und wird von rechts nach links immer größer. Die etwa 14-tägige Phase des abnehmenden Mondes beginnt, bis wieder Neumond herrscht. Die vom Abnehmen des Mondes angezeigten Kräfte werden umso stärker, je mehr der Mond abnimmt, und sind kurz vor Neumond am stärksten. In dieser Zeit entschlackt der Körper besonders gut. Massagen zum Lösen von Stauungen gelingen im abnehmenden Mond besser. Fasten- und Frühjahrskuren sind erfolgreicher.

***Neumond***

Steht der Mond – von der Erde aus gesehen – genau zwischen Erde und Sonne, dann liegt seine uns zugewandte Seite völlig im Dunkeln. Für wenige Stunden ist er dann nicht zu erkennen und auf der Erde herrscht „Neumond“. Im Mondkalender wird der Neumond als schwarze, manchmal auch als dunkelblaue Scheibe eingezeichnet. Ein Fasttag an Neumond wäre ideal. Wer an Neumond Neues beginnt, hat größere Chancen auf Erfolg.

---

Sie können sich den Mondkalender der nächsten fünf Jahre unter der Url ***www.servus.com/mondkalender-servus-buch*** oder über diesen QR-Code herunterladen:

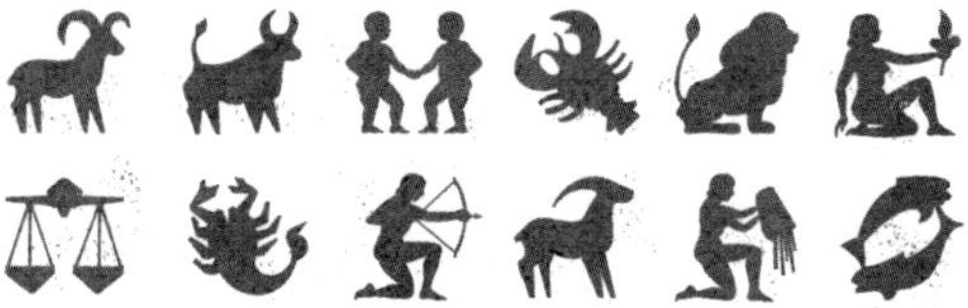

### *Der Mondstand im Tierkreis*

Im Mondkalender sind im Laufe eines einzigen Monats alle zwölf Tierkreiszeichen angegeben. Wenn die Erde um die Sonne wandert, hält sich die Sonne im Laufe eines Jahres jeweils etwa einen Monat lang in einem Zwölftel des Tierkreises auf – vom Tierkreiszeichen Widder Ende März bis zum Tierkreiszeichen Fische Ende Februar. Dieselben Tierkreiszeichen durchläuft auch der Mond bei seinem etwa 28-tägigen Umlauf um die Erde, wobei er sich in jedem Zeichen nur zwei bis drei Tage lang aufhält!

### *Die Grundtabelle*

Die Tabelle auf Seite 44 ist neben dem Mondkalender Ihr grundlegendes Handwerkszeug und als Gedächtnisstütze und Inspiration gedacht. Sie gibt einen Überblick über die unterschiedlichen Wirkungsimpulse der einzelnen Mondstände im Tierkreis – auf Körperzonen, Nahrungsqualität und so weiter – und zeigt Ihnen die gebräuchlichen Symbole für die Tierkreiszeichen, um das Auffinden und Identifizieren jener Zeichen in den Mondkalendern zu erleichtern. Funktionierende Mondkalender geben übrigens immer den Mondstand im Tierkreis an, nicht den astronomischen Mondstand im Sternzeichen am Himmel.

Die Tabelle zeigt auf einen Blick, dass mit dem Mondstand im Tierkreis zwölf unterschiedliche Kraftwirkungen verbunden sind, die auf der Erde deutliche „Spuren" hinterlassen. Sie lassen sich zwar selten so unmittelbar erfühlen wie etwa der Vollmond, aber der Einfluss auf Mensch und Tier ist deutlich erkennbar, besonders was die Wirkung auf Körper, Gesundheit und auch die Pflanzenwelt betrifft. Ein Beispiel: Der Mond in Jungfrau „berührt" Verdauungsorgane und Darmbereich. An Jungfrau-Tagen würde es sich deshalb lohnen, nur gesunde Lebensmittel zu essen sowie auf operative Eingriffe im Magen- und Darmbereich zu verzichten. Außer natürlich, es bestehen zwingende medizinische Gründe, etwa in Notfällen.

**_Zusammenfassend_**

Dieses Buch ist in erster Linie als Anregung für Sie gedacht, nicht als starres „Gesetzeswerk“. Wir müssen einfach lernen, uns Zeit zum Nachfühlen zu nehmen, und wieder mehr Geschmack am Echten und an der Wirklichkeit entwickeln statt an den Ersatz- und Suchtstoffen aus der „Glotze“. Wir haben die Freiheit, uns korrekt zu informieren, der eigenen Erfahrung zu vertrauen und entsprechend zu handeln. Nutzen wir diese Freiheit!

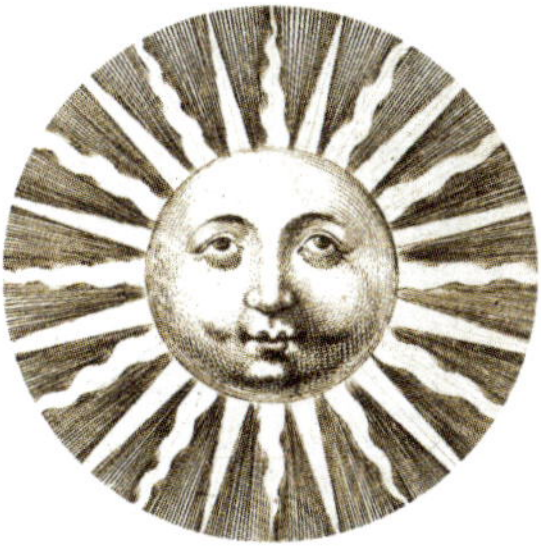

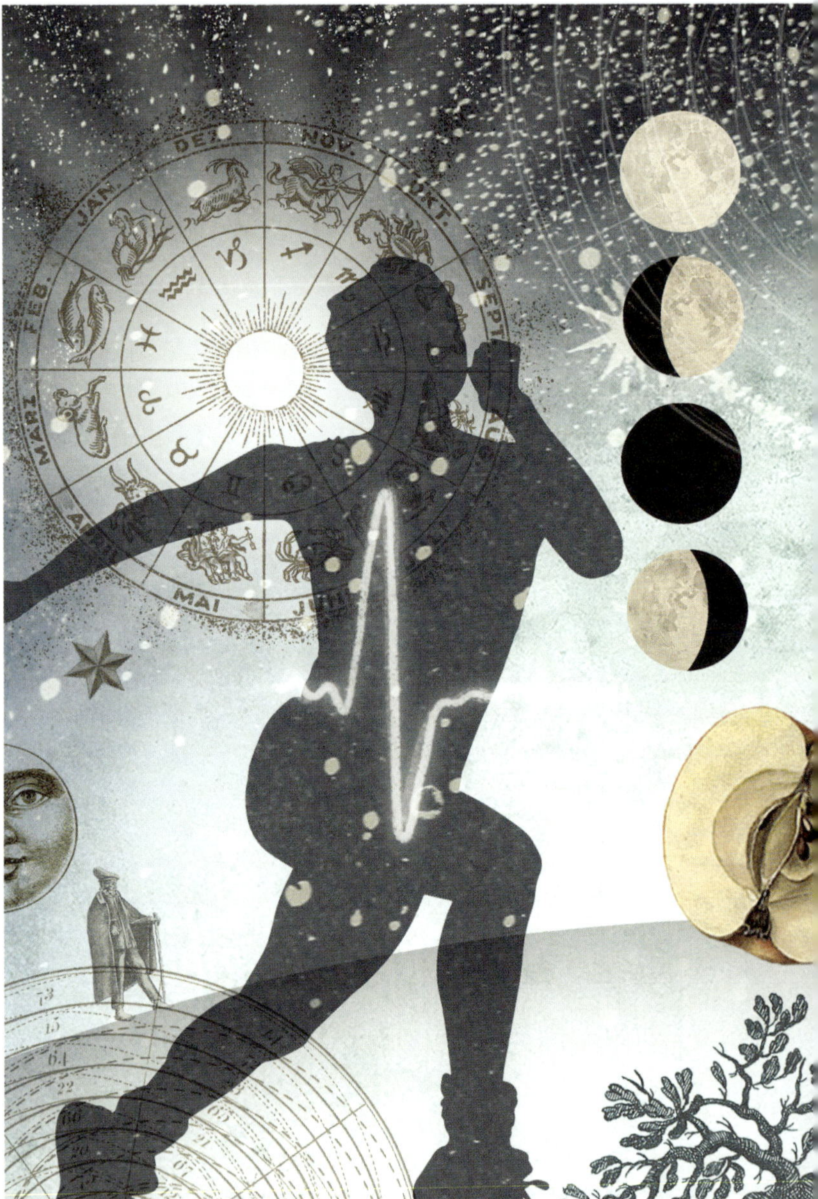
DEZ.
NOV.
OKT.
SEPT.
JAN.
FEB.
MÄRZ
MAI

# Der MONDKALENDER
## Gute Medizin zum Gesundbleiben und -werden

*„Ärzte heilen Krankheiten.*
*Große Ärzte heilen noch nicht ausgebrochene Krankheiten.*
*Die besten Ärzte verhindern Krankheiten.“*
Chinesische Weisheit

Das wäre doch ein lohnendes Ziel – Ihr eigener „bester Arzt“ zu werden, oder? Die drei Schlüssel, um dies zu erreichen, sind: ein klares Gespür für das, was Sie persönlich gesund erhält, authentische Information, gesichertes Wissen über die Grundlagen einer gesunden Lebensführung sowie die Geduld, Ihre Erkenntnisse und Einsichten im Alltag auch anzuwenden. Hilfe beim Entwickeln Ihres Gespürs und gesichertes Erfahrungswissen können Sie von uns erwarten. Die Geduld müssen Sie selbst beisteuern.

Wir alle müssen unsere Alltagsgewohnheiten überdenken, wenn wir etwas zum Guten ändern wollen. Besinnen Sie sich auf die wichtigen Dinge des Lebens und achten Sie auf Ihren Körper. Die Natur hält so viel Gutes und Nützliches bereit, dass wir aus dem Vollen schöpfen können – nur müssen wir lernen, diese Wunder zu erkennen. Nach den Rhythmen der Natur zu leben, ist wieder erlernbar. Eine Einführung, eine Verschnaufpause, eine Einsicht, und Sie können heute noch damit anfangen.

Wie sieht nun die Wechselwirkung zwischen Mondstand im Tierkreis und Körper und Gesundheit aus? Auf den folgenden Seiten geben wir eine Zusammenfassung der jeweiligen Impulse und ihrer Bedeutung für die Gesundheit.

***Die Grundregeln lauten:***

› Alles, was Sie für das Wohlergehen jener Körperregion tun, die von dem Zeichen regiert wird, das der Mond gerade durchschreitet, wirkt doppelt wohltuend, ausgenommen chirurgische Eingriffe.

› Alles, was die Körperregion, die von dem Zeichen regiert wird, das der Mond gerade durchschreitet, besonders belastet, wirkt doppelt schädlich.

› Nimmt der Mond gerade zu, wenn er das Zeichen durchläuft, sind alle Maßnahmen zur Zuführung aufbauender Stoffe sowie zur Kräftigung der von dem Zeichen regierten Organbereiche erfolgreicher als bei abnehmendem Mond. Nimmt er gerade ab, sind alle Maßnahmen zum Ausschwemmen und Entgiften des jeweiligen Organs erfolgreicher als bei zunehmendem Mond, einschließlich Operationen.

Machen wir nun gemeinsam eine kleine Wanderung durch den Tierkreis und betrachten die wichtigsten Einflüsse auf die Gesundheit beim jeweiligen Tierkreiszeichen:

### Widder

*Kopf, Gehirn, Augen, Nase, Oberkiefer*

Mit dem Tierkreiszeichen Widder nehmen die Einflüsse auf den Körper in der Kopfregion ihren Anfang. Wer besonders anfällig für Kopfschmerzen und Migräne ist, wird oft die zwei oder drei Widder-Tage im Mondmonat zu spüren bekommen. Das Tierkreiszeichen wirkt auch auf Augen und Gehirn. Grundsätzlich ist Widder kein guter oder schlechter Tag für den Kopfbereich. Es kommt darauf an, was getan wird. Augengymnastik und Augenumschläge für entzündete oder erschöpfte Augen werden an Widder-Tagen ihre Wirkung nicht verfehlen. Zahnarztbesuche dagegen können unerwartete Komplikationen bewirken. Besonders Weisheitszähne sollten möglichst nicht an Widder (und Stier) gezogen werden.

### Stier

*Kehlkopf, Schilddrüse, Unterkiefer, Hals, Mandeln, Ohren*

Mit dem Eintritt des Mondes in das Tierkreiszeichen Stier wird der Körperbereich Hals stärker beeinflusst. Wieder lässt sich das so verstehen: Positive Einflüsse wirken besonders gut, ungünstige besonders schlecht. Stier wirkt auch auf Sprachorgane, Kiefer, Zähne, Mandeln, Schilddrüse, Nacken, Stimme und Ohren. Besonders an kalten Stier-Tagen sollte man die Ohren nicht ungeschützt halten. Sie sind jetzt empfindlicher gegen Zugluft und Lärm. So manche Erkältung entsteht an Stier-Tagen, wenn der Hals nach dem Schwitzen kalter Luft ausgesetzt ist, etwa nach dem Sport.

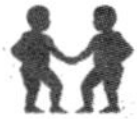

**Zwillinge**

*Schultern, Arme, Hände, Lunge*

Der Zwillinge-Impuls beeinflusst den Schulterbereich und teilweise auch schon die Lungen. Zu leichte Kleidung bei kühlem Wetter oder Autofahren mit starkem Gebläse kann ihren Körper veranlassen, unangenehm auf sich aufmerksam zu machen. Zwillinge-Tage sind immer auch Anlass, dem Schultergürtel etwas Gutes zukommen zu lassen. Gezielte Gymnastik kann Wunder wirken, während zum Beispiel eine Schulteroperation viel Nachpflege braucht, um zu einem guten Ergebnis zu kommen. Massagen für Hände und Finger sorgen für hohe Beweglichkeit, auch im fortgeschrittenen Alter.

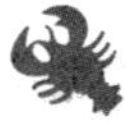

**Krebs**

*Brust, Lunge, Magen, Leber, Galle*

Stärker als bei den anderen Tierkreiszeichen ist jetzt der Einfluss auf die Brust vorherrschend. Ebenso „regiert" das Zeichen Krebs die Leber, und oft genügt eine durchwachte Nacht, um uns am nächsten Tag völlig zerschlagen zu fühlen, weil die Leber zu viel zu tun bekam. Sollten Sie empfindlich an Leber und Galle, Lunge oder Brust sein, dann nützen Sie die Krebs-Tage, um diesen Organen etwas Gutes zu tun, etwa Atemübungen an der frischen Luft.

### Löwe

*Herz, Rücken, Zwerchfell, Blutkreislauf, Schlagader*

Der Löwe-Impuls lässt unseren Blutkreislauf aktiver werkeln als an anderen Tagen. Alles, was Herz und Kreislauf überanstrengen könnte, sollte an Löwe-Tagen tunlichst vermieden werden. Gemeint sind natürlich keinesfalls die normalen körperlichen Betätigungen gesunder Menschen. Herzstärkende Mittel greifen im Zeichen des Löwen intensiver. Vollnarkosen können an Löwe-Tagen belastender für den Kreislauf wirken.

**Jungfrau**

*Verdauungsorgane, Magen, Milz, Bauchspeicheldrüse*

Die besondere Kraft der Jungfrau-Tage macht sich an den Verdauungsorganen bemerkbar. Eine entsprechende leichte Kost ist in diesen Tagen besonders zu empfehlen. Ideal wäre ein Fasttag. An Jungfrau frisch gesammelte Heilkräuter sollten jedoch sofort verbraucht werden, weil sie verstärkt zum Schimmeln neigen. Eingriffe im Magenbereich möglichst meiden (sofern nicht aus medizinischen Gründen notwendig) und, wenn möglich, auch keine Darmspiegelung machen.

**Waage**

*Hüfte, Leiste, Nieren, Blase*

Hüftbereich, Blase und Nieren können an Waage-Tagen besonders zu spüren sein. Zu Blasen- und Nierenentzündungen kommt es an diesen Tagen leichter. Wieder können Sie jenes Wissen einsetzen, um vorbeugend zu wirken. Sitzen auf Steinen oder im feuchten Gras ist jetzt Gift. Eine gute Maßnahme besteht darin, nachmittags zwischen 15 und 17 Uhr viel zu trinken, um Blase und Nieren durchzuspülen. Gezielte Gymnastik für den Hüftbereich tut jetzt ebenfalls gut, jedoch ohne Übertreibung. Wer eine „neue Hüfte“ braucht, ist gut beraten, das Tierkreiszeichen Waage beim Eingriff nach Möglichkeit zu meiden. Zusätzlich sollte der Mond abnehmen.

### Skorpion

*Geschlechtsorgane, Nieren, Blase, Harnleiter, Leiste*

Kein Tierkreiszeichen wirkt so stark auf die Geschlechtsorgane wie der Skorpion. Vorbeugende Sitzbäder mit Schafgarbe können jetzt so manchem Frauenleiden abhelfen. Kalte Füße und eine schlecht durchwärmte Becken- und Nierengegend können an diesen Tagen leicht zu Entzündungen von Blase und Nieren führen. Alle Heilkräuter, die an Skorpion gesammelt werden, sind in ihrer Wirkung begünstigt. Schwangere Frauen sollten an Skorpion-Tagen jede Überanstrengung meiden. Kinderwünsche gehen an Skorpion eher in Erfüllung (Näheres auf Seite 70).

### Schütze

*Oberschenkel, Venen*

Schütze wirkt auf den Oberschenkelbereich. Ischiasnerv, Venen und Oberschenkel melden sich besonders häufig mit leichten Schmerzen an Schütze-Tagen. Oft schmerzt auch noch das Kreuz bis zu den Oberschenkeln, weil an Schütze das Wetter gerne umschlägt, ähnlich wie an Zwillinge-Tagen. Massagen tun besonders gut und lockern verkrampfte Muskeln. Hingegen wird ein untrainierter Körper schon einfache Bergtouren von ein paar Stunden in den Oberschenkeln spüren. Zu viel tierisches Eiweiß in der Ernährung fördert Cellulite.

### Steinbock

*Knie, Knochen, Gelenke, Haut, Wirbelsäule*

Unnötig starke Belastungen der Knochen und der Knie im Besonderen können an den Steinbock-Tagen Folgen haben. Wie an Schütze gilt: Nach längerer Pause oder als Anfänger keine Bergtouren oder

Skifahrten starten. Bei jeder Bewegung sind die Knie jetzt stark gefordert. Knieumschläge als Vorbeugung oder Heilung leisten an diesen zwei oder drei Tagen gute Dienste. Auch allen anderen Knochen und Gelenken kann man jetzt etwas Gutes tun, Gymnastik für die Wirbelsäule lohnt sich besonders. Auch jede Form der Hautpflege ist an Steinbock begünstigt.

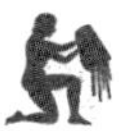

**Wassermann**

*Unterschenkel, Venen*

Wassermann wirkt auf Unterschenkel und Sprunggelenke. Venenentzündungen an Wassermann sind keine Seltenheit. Wer zu Krampfadern neigt, sollte an diesen Tagen langes Stehen vermeiden, einfache Stadtbummel können an Wassermann Albträume verursachen. Die Beine hochlagern und nur bequeme Schuhe tragen. Operationen an Krampfadern meiden, weil der Heilungsprozess länger ist und sie schlimmstenfalls sogar zurückkehren können.

### Fische

*Füße, Zehen*

Die Fische beschließen den Kreislauf des Mondes durch den Tierkreis, ein neuer Kreis nimmt wieder mit Widder seinen Anfang. Der Widder begann mit der Kraftwirkung auf den Kopf, die Fische enden mit den Füßen. Fußreflexzonenmassagen sind an Fische-Tagen eine besondere Wohltat und wirken intensiver auf den ganzen Körper. Auch an Fische-Tagen auf bequemes Schuhwerk achten. „Genussmittel“ führen schneller zu Kopfschmerzen, meist erst am nächsten Tag.

*

Wenn Sie dem Kreislauf der Impulse nachspüren und allmählich bei sich selbst wahrnehmen, müssen Sie nicht mehr ständig auf der Hut sein. Ein Monatslauf reicht aus, um dem Körper gezielt – von oben nach unten – zu geben, was er braucht, und um auf die jeweiligen Schwachstellen besonders zu achten: Eine gute Übung, in Harmonie mit dem Rhythmus der Natur.

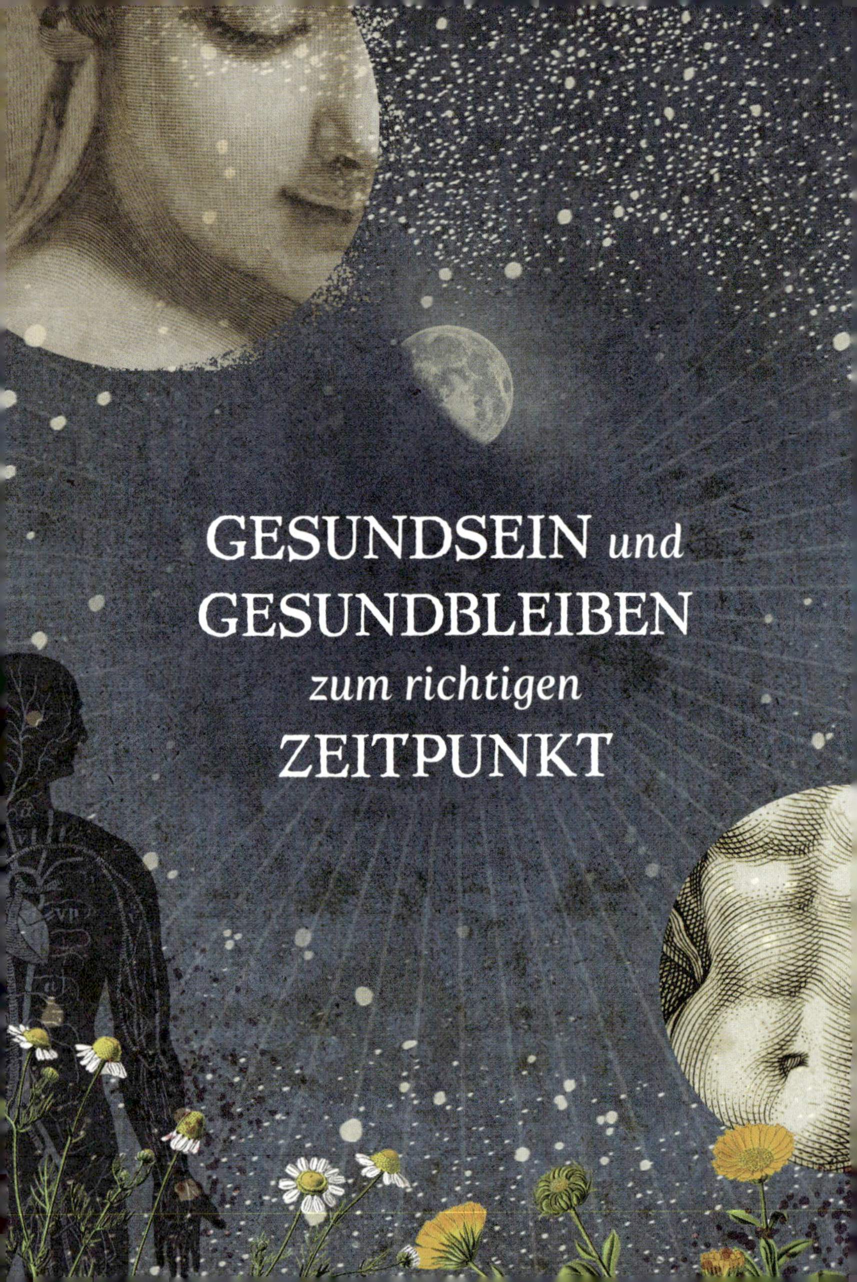
GESUNDSEIN und
GESUNDBLEIBEN
zum richtigen
ZEITPUNKT

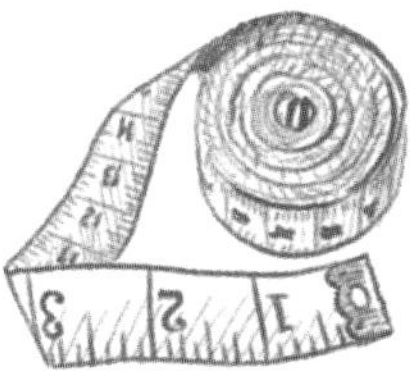

# ABNEHMEN
## *mit der „Mondkur"*

Machen wir ein kleines Ratespiel: Welcher Gedanke nimmt in der Hitparade der Gedanken, die vielen von uns beim morgendlichen Blick in den Spiegel durch den Kopf gehen, sicherlich einen der vorderen Plätze ein? Richtig: „Ich sollte abnehmen!" Bei der heutigen Normalkost, unter der wir zu leiden haben, ist das auch kein Wunder, denn die „moderne" Art und Weise, wie wir uns ernähren, ist buchstäblich eine Mangelernährung. Um fit, schlank und gesund auf ein hohes Alter zuzusteuern, das wissen Sie sicher schon längst, müssen wir uns biologisch und typgerecht ernähren und ausreichend bewegen.

Die gute Nachricht ist: Der richtige Zeitpunkt im Mondrhythmus kann eine große Hilfe sein, wenn das „Unternehmen Idealgewicht" erfolgreich sein soll. Und das ohne harsche Selbstdisziplin und ohne mühevollen Verzicht.

Vielleicht noch wichtig: Sie sollten sich die Frage stellen: „Warum will ich abnehmen?“ Wenn Sie abnehmen wollen, um mehr Lebensfreude, Beweglichkeit, Gesundheit zu gewinnen, dann ist der Erfolg fast gewiss. Wenn Sie aber irgendeinem künstlichen Körperbild nachjagen, das von Ihrer Umgebung, von „Influencern“, Internet und Medien vermittelt wird, dann ist das keine gute Idee und der Jo-Jo-Effekt vorprogrammiert. Vor allem: Sie werden nicht mit Freude bei der Sache sein, denn unbewusst fühlen Sie, dass Sie nur eine Marionette äußerer Einflüsse sind. Die alten Essgewohnheiten werden zurückkehren.

Die Mondkur kann ein erfolgreicher erster Schritt sein, um die Sensibilität dafür zu stärken, was Ihnen wirklich guttut, und die innere Kraft zu gewinnen, neue Wege in Ihrer Ernährung zu gehen. Es wird notwendig sein, liebgewordene und oft auch Trost spendende Essgewohnheiten zu ändern. Was die individuell gesunde Ernährung betrifft, dafür haben wir ein eigenes Buch in dieser Reihe vor Augen. Aber zum Thema „Ablegen schädlicher Gewohnheiten“

mithilfe des Mondkalenders finden Sie am Schluss des Buches Ausführlicheres.

„Wie kann ich abnehmen, ohne viel Aufwand betreiben oder meinen Lebensstil radikal umstellen zu müssen?“ – Diese Frage steht in den Charts der beliebtesten Zuschriften an uns immer ganz oben. Selbstverständlich haben wir kein Allheilmittel anzubieten, aber wir wissen, was funktioniert – und zwar auf Dauer und ohne Jo-Jo-Effekte.

Geduld – das ist die einzige Investition, die nötig ist, um die Mondkur zum Laufen zu bringen. Sie können mit etwa fünf Kilo Gewichtsreduktion innerhalb von vier bis sechs Monaten rechnen. Und diese Kilos kommen nicht wieder, das ist so gut wie sicher. Und das geht so:

### *Bei Vollmond*

Essen Sie möglichst schon zwei, drei Tage vorher weniger als sonst und nach 18 Uhr nichts mehr. Trinken Sie zwischen 15 und 19 Uhr möglichst viel. Fasten Sie dann am Vollmondtag, wenn es ohne Kreislaufprobleme möglich ist, und trinken Sie an diesem Tag viel Wasser oder nehmen eine klare Gemüsesuppe zu sich.

**Bei abnehmendem Mond**

Halten Sie die Regeln der „Trennkost“ etwas strenger ein (Eiweiß und Kohlenhydrate nicht gleichzeitig auf den Teller bringen). Trinken Sie am besten öfter einen Bio-Entschlackungstee. Essen Sie nach 17 Uhr nichts mehr.

**Bei Neumond**

Essen Sie schon zwei, drei Tage vorher möglichst wenig. Fasten Sie am Neumondtag, wenn es ohne Kreislaufprobleme möglich ist, und trinken Sie an diesem Tag mehr als zwei Liter stilles Wasser – am meisten zwischen 15 und 19 Uhr.

**Bei zunehmendem Mond**

Essen Sie insgesamt etwas weniger als sonst und achten Sie auch jetzt ab und zu auf die Regeln der Trennkost. Essen Sie nach 18 Uhr nichts mehr. Trinken Sie täglich genug, wieder besonders zwischen 15 und 19 Uhr. Danach nur noch, wenn Sie Durst haben.

**Tipps und Anmerkungen**

› *Eiweiß tierischer Herkunft ist für eine gesunde Ernährung nicht notwendig. Gute Dinge aus dem Pflanzenreich liefern hochwertigstes Eiweiß und alle lebensnotwendigen Stoffe. Machen Sie einen Selbstversuch, der Ihnen mehr sagen wird als jede Expertenmeinung: Verzichten Sie mindestens zweimal im Jahr genau eine Woche lang – am besten bei abnehmendem Mond – auf jegliches Eiweiß tierischer Herkunft (Fleisch, Fisch, Milchprodukte, Eier). Dies ist eine der sinnvollsten Maßnahmen für das Wohlergehen, wie Sie recht bald herausfinden werden. Tierisches Fett (Butter, Butterschmalz, Ghee)? Das steht auf einem anderen Blatt, denn die Hälfte der Menschheit gehört einem „Ernährungstyp" an, der tierisches Fett braucht und Fette und Öle pflanzlicher Herkunft nicht gut verträgt. Wir möchten Ihnen hier unser Buch* Alpha-Omega-Formel *ans Herz legen (eine Leseprobe senden wir Ihnen gerne zu).*

› *Zum Thema „Lebensmittel vertragen oder nicht": Wenn Sie nach dem Essen immer müde sind, essen Sie entweder regelmäßig etwas, das Sie nicht vertragen, oder sie essen regelmäßig zu viel. Diese*

*Müdigkeit ist eigentlich ein allergisches Symptom. „Nicht vertragen" heißt nicht, dass Sie sofort Probleme bekommen müssen. Es bedeutet, an folgenden Symptomen zu leiden: Müdigkeit, Gewichtszunahme, Lustlosigkeit, Allergien, Juckreiz, Gereiztheit und so weiter. Oft spürt man erst mit zeitlicher Verzögerung, dass man etwas nicht vertragen hat – manchmal erst am nächsten Tag. Ein chronischer Morgenmuffel ist oftmals „nur" das Opfer seiner Essgewohnheiten vom Vortag beziehungsweise Vorabend. Es lohnt sich, hier Detektiv zu spielen und den Auslösern in der Ernährung auf die Spur zu kommen!*

*› Legen Sie das Hauptgewicht Ihrer Ernährung auf Bio-Produkte. Deren höherer Preis sollte Sie nicht schrecken, denn von den guten Sachen braucht Ihr Körper nur noch die Hälfte der gewohnten Mengen. Dieser kleine persönliche Schritt wäre gleichzeitig ein Riesenschritt in Richtung einer sinnvollen Gesundheitsvorsorge und eines Umweltschutzes, der Wirkung zeigt.*

*› Fasten bedeutet nicht nur, „Pfunde schmelzen" zu lassen. Als Mittel zur Gewichtsabnahme eignet sich Fasten auf Dauer eher nicht. Nachteilige*

*Essgewohnheiten lassen sich nur selten mit Gewalt ablegen. Eine langsame Regenerierung ist nötig, gleichsam ein „Hinessen“ zum Ausgangspunkt. Das Geheimnis besteht darin, Wertvolles hinzuzufügen und allmählich das wegzulassen, was schadet.*

Die Regeln zum richtigen Zeitpunkt des Fastens lauten:

> GÜNSTIG
> Generell an **Neumond** und an **Vollmond** sowie an allen Jungfrau-Tagen.
>
> Wenn Sie einen günstigen Zeitpunkt wählen, fällt das Fasten leichter. Vor allen Dingen stellt sich das gute Gefühl der Schwerelosigkeit und des Kraftgewinns schneller ein. Bei Vollmond entgiftet man nicht spontan, dafür setzt der Körper auch nichts an, wenn man fastet. Bei Neumond entgiftet der Körper vor allem alte, schon „festsitzende“ Gifte und Fette. Wer schneller abnehmen möchte, sollte jeweils die drei Tage vor Neumond und Vollmond als Fastentage einplanen.

An fast allen anderen Tagen fällt das Fasten schwerer und vor allem: Man spürt hinterher kaum einen Effekt. Manche bekommen sogar Schwindelanfälle oder frieren leicht, andere sind den ganzen Tag über unzufrieden und meckern an allem herum. Wird eine Fastenkur zum ungünstigen Zeitpunkt abgehalten, kommt es immer wieder zum Jo-Jo-Effekt.

Obst- und Safttage sind besonders sinnvoll, wenn sie als Mini-Kur gedacht sind, die dem Körper Gelegenheit zur Entgiftung und Regeneration geben soll. Generell sollten Sie dafür frisches Bio-Obst und -Gemüse verwenden. Die Frucht als solche ist wertvoller als ihr Saft. Bevor Sie aber ganz auf Obsttage verzichten, sollten Sie darauf zurückgreifen.

Geben Sie acht, welches Obst und welche Säfte Sie vertragen, und richten Sie sich nach Ihrer Beobachtung. Achten Sie besonders auf die unterschiedliche Wirkung von Kern- und Steinobst. Vielleicht entdecken Sie zu Beginn noch keinen großen Nutzen, aber das gute Gefühl wird sich bald einstellen (siehe auch unser Buch *Alpha-Omega-Formel*).

Die Regeln für den richtigen Zeitpunkt von Obst- und Safttagen:

> IDEAL
> Immer an Widder, Löwe und Schütze.
>
> GÜNSTIG
> Generell an ***Neumond*** und ***Vollmond*** sowie jeweils an den drei Tagen zuvor.
>
> Wenn Sie einen günstigen Zeitpunkt wählen, werden Sie Freude am Ergebnis und keine Mühe mit dem Durchhalten haben. Magendrücken oder Blähungen bleiben aus, die Verdauung funktioniert besser. Die Müdigkeit vergeht und ein Sättigungsgefühl stellt sich ein.

# EINGRIFFE *zum richtigen* ZEITPUNKT. *Rasche Heilung mit dem* MONDKALENDER

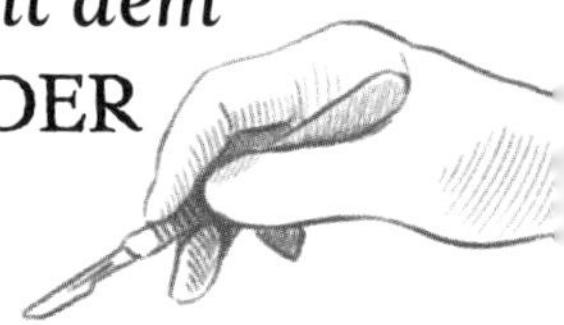

Wollten wir eine Hitparade erstellen mit den häufigsten Fragen an uns, dann käme an erster Stelle die Bitte, uns den richtigen Zeitpunkt einer anstehenden Operation zu nennen. Über 200 000 Zuschriften haben wir bis heute erhalten, und darin nimmt die Frage nach günstigen Zeiten für einen Eingriff nicht ohne Grund die erste Stelle ein. Zwar sind die Regeln einfach darzustellen, aber man möchte sich bei einer solch wichtigen und auch angsterregenden Sache gerne rückversichern. Der Zeitpunkt einer Operation gehört nämlich zu den wichtigsten Einflussfaktoren auf den Heilungsverlauf.

Die Flut an Zuschriften erlaubt auch eine klare Feststellung. Würde das Wissen um den richtigen Zeitpunkt seinen Anwenderinnen und Anwendern nicht so viel Gewinn bringen, dann würde es keine drei Monate lang im Bewusstsein der Menschen von heute bleiben. Natürlich glauben viele Leute nicht daran, aber wir sind noch keinem Skeptiker begegnet, der auch nur eine einzige Mondregel selbst ausprobiert hätte. Nützen Sie also dieses schon fast vergessene Wissen und richten Sie Ihre Termine danach. Der Erfolg spricht für sich selbst.

Wie sehen nun die Grundregeln und Zusammenhänge aus? Hier sind sie:

Operationen verlaufen günstiger bei abnehmendem als bei zunehmendem Mond. Bei ***abnehmendem Mond*** können Sie mit geringerer Blutungsneigung und geringerer Narbenbildung rechnen. Die Heilung verläuft schneller, die Gefahr von Komplikationen ist geringer. ***Schieben Sie jedoch niemals eine Operation auf, wenn Ihr Arzt davon abrät. Und holen Sie vor größeren Eingriffen immer eine zweite Meinung ein!***

Bei ***zunehmendem Mond*** kann es eher zu Komplikationen und Infektionen kommen, die Heilungs- und Genesungsphasen dauern in der Regel länger. In den Tagen vor Vollmond treten häufiger stärkere, schwer stillbare Blutungen auf. Auch die Vernarbung verläuft nicht ungestört, das Risiko, hässliche Narben zurückzubehalten, ist höher. Manchmal sind Mehrfachoperationen nötig, um ein einigermaßen befriedigendes Ergebnis zu erreichen. Zudem erhöht sich die Gefahr von Nerven- und Phantomschmerzen.

Das ***Tierkreiszeichen, in dem der Mond zum Zeitpunkt*** einer Operation steht, sollte ebenfalls Beachtung verdienen. So lauten hier die allgemeinen Grundregeln:

*Alles, was die Körperregion, die von dem Zeichen regiert wird, das der Mond gerade durchschreitet, besonders belastet oder strapaziert, ist schädlicher als an anderen Tagen. Chirurgische Eingriffe an diesen Tagen sollte man, wenn möglich, vermeiden, sofern sie nicht aus medizinischen Gründen dringlich sind. Notoperationen gehorchen einem höheren Gesetz.*

Meiden Sie also das Tierkreiszeichen, das die Körperregion regiert, an der operiert wird! Auf der folgenden Seite finden Sie noch einmal eine Zusammenfassung.

| BEIM TIER-KREISZEICHEN | KEINE EINGRIFFE IN DEN REGIONEN |
|---|---|
| **WIDDER** | KOPF, GEHIRN, AUGEN, NASE, OBERKIEFER |
| **STIER** | KEHLKOPF, SCHILDDRÜSE, UNTERKIEFER, HALS, MANDELN, OHREN |
| **ZWILLINGE** | SCHULTER, ARME, HÄNDE, LUNGE |
| **KREBS** | BRUST, LUNGE, MAGEN, LEBER, GALLE |
| **LÖWE** | HERZ, RÜCKEN, ZWERCHFELL, BLUTKREISLAUF, SCHLAGADER |
| **JUNGFRAU** | VERDAUUNGSORGANE, NERVEN, MILZ, BAUCHSPEICHELDRÜSE |
| **WAAGE** | HÜFTE, LEISTE, NIEREN, BLASE |
| **SKORPION** | GESCHLECHTSORGANE, NIEREN, BLASE, HARNLEITER, LEISTE |
| **SCHÜTZE** | OBERSCHENKEL, VENEN |
| **STEINBOCK** | KNIE, KNOCHEN, GELENKE, HAUT, WIRBELSÄULE |
| **WASSERMANN** | UNTERSCHENKEL, VENEN |
| **FISCHE** | FÜSSE, ZEHEN |

Operationen gehören also immer in die Phase des abnehmenden Mondes, wenn man ihren Zeitpunkt planen kann. Dabei das Tierkreiszeichen meiden, das die behandelte Körperregion regiert! Eingriffe dienen zwar dem Wohlergehen der jeweiligen Körperzone, wirken sich jedoch zum Zeitpunkt der Operation belastend aus.

***Selbstverständlich muss man bei Unfällen und Notfällen sofort handeln. Ein Warten auf den richtigen Zeitpunkt könnte lebensgefährlich sein! Der bremsende Einfluss der Mondrhythmen wirkt zwar auch dann, aber das Risiko des Abwartens ist viel höher einzuschätzen als etwaige Nachteile durch den ungünstigen Zeitpunkt. Besser später eine Nachoperation zum richtigen Zeitpunkt als in dringenden Fällen abwarten.***

***Schnell gehandelt werden muss besonders dann, wenn innere, unbekannte Schmerzen auftauchen, etwa in Begleitung einer Blinddarmentzündung.***
***Die Notwendigkeit von Operationen muss von Ärzten abgeklärt werden. Dann muss notfalls auch ein „falscher Zeitpunkt" gewählt werden.***

Zusammenfassung der Regeln zum richtigen Zeitpunkt von Operationen:

GÜNSTIG
Bei ***abnehmendem Mond.*** Dabei dem Tierkreiszeichen, das die Körperzone regiert, an der operiert wird, aus dem Weg gehen.

UNGÜNSTIG
Bei ***zunehmendem Mond*** inklusive Vollmond und **Neumond** (wenn Neumond sehr früh am Tag eintritt).

SEHR UNGÜNSTIG
***Kurz vor Vollmond*** und an **Vollmond** in dem Tierkreiszeichen, das die Körperzone regiert, an der operiert wird.

### *Tipps und Anmerkungen*

*› Diese Frage wird uns ebenfalls immer wieder gestellt, zumindest sinngemäß: „Aus verschiedenen Gründen kann ich für meinen Eingriff keinen günstigen Zeitpunkt bekommen? Was kann ich tun?“*

*Entscheidend ist dann das Vertrauen in die eigenen Selbstheilungskräfte und in die Führung durch eine höhere Macht. Wir sind niemals allein. Auch sollten Sie alles tun, um das Immunsystem vor dem Eingriff fit zu machen – durch gesunde Ernährung, Verzicht auf Alkohol, Kaffee und Süßigkeiten in den Tagen vor der Operation. Einige Tage vor dem Eingriff und noch eine Woche danach sind homöopathische Arnika-Globuli D12 sehr hilfreich, in der Dosierung fünf Globuli dreimal täglich. Und nicht zuletzt, üben Sie sich in Geduld, wenn der Heilungsprozess etwas länger dauert als erwartet und erhofft.*

› *Wie bringt man als Patient den Arzt dazu, den eigenen Terminvorschlag anzunehmen? Wenn Sie glauben, dass Ihr Arzt kaum Verständnis für die wahren Gründe Ihres Wunsches nach einem bestimmten Operationstermin hat, dann sind Ausreden gar keine so schlechte Möglichkeit: „Lieber Herr Doktor, ich muss noch ein paar Tage Urlaub nehmen", „Niemand ist da, der sich um mich kümmern kann, drei, vier Tage später wäre besser", und so fort.*

› *Bei Vorsorgeuntersuchungen stellt sich manchmal etwas heraus, bei dem der Arzt zu einer raschen*

*Operation rät. Man hat dann oft keine Zeit mehr zum Nachdenken oder zum Abgleichen eines Termins mit dem Mondkalender. Deshalb ein Tipp: Wenn Sie zur Vorsorge immer kurz nach Vollmond gehen, haben Sie bessere Chancen, im Fall der Fälle einen guten Mondstand zu erwischen.*

*› Der richtige Zeitpunkt einer Operation führt oft dazu, dass Sie sich schneller als gedacht wieder fit und auf der Höhe fühlen. Da ist es wichtig, sich mit der Rückkehr in den Alltag Zeit zu lassen. Riskieren Sie keinen Rückfall, übertreiben Sie nicht, halten Sie eine angemessene Heilungs- und Rehabilitationsphase ein!*

*› Vor und nach jeder Operation sollten Sie eine Blutreinigungskur machen, beispielsweise mit Brennnesseltee. Am besten bei abnehmendem Mond.*

*› Biopsien zur Diagnose verdächtiger Knoten etc. sind Eingriffe! Sie sind bei abnehmendem Mond sinnvoller, denn ein gutartiger Knoten kann sich, zum falschen Zeitpunkt durch eine Biopsie „angeregt", manchmal in einen bösartigen verwandeln.*

*› Eine gute Nachricht für alle Tierfreunde: Alle Regeln zur Wahl des richtigen Zeitpunkts gelten auch für den Umgang mit Tieren! Also auch die Regeln etwa zu Sterilisationen.*

### ***Spezialtipps zu Tierkreiszeichen und Körperregionen***

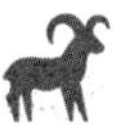

**Widder**

*Kopfregion*

Eine ***Augengymnastik*** hat schon viele Brillenrezepte und Eingriffe an den Augen verhindert. Ein Beispiel: Lassen Sie Ihre Augen rollen! Beginnen Sie mit dem Rollen im Uhrzeigersinn, langsam, wobei Sie sich bemühen, wirklich den letzten Winkel zu erfassen, der Ihrem Auge möglich ist. Siebenmal im Uhrzeigersinn, siebenmal gegen den Uhrzeigersinn. Augengymnastik und Sehübungen helfen an Widder-Tagen sogar dann sehr gut, wenn man schon eine Brille trägt. Reiben Sie nach der Übung fest die Hände aneinander, bis sie richtig warm sind. Halten Sie sie dann nebeneinander senkrecht nach oben ans Gesicht und drücken Sie die warmen Handballen an die geschlossenen Augen, wobei die Finger über den Haaransatz hinaus am Kopf anliegen.

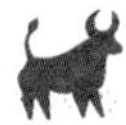

### Stier

*Halsregion*

Die ***Rachenmandeln*** erfüllen eine wichtige und in der Regel völlig unterschätzte Funktion im Körper, ihre Erhaltung sollte daher immer Priorität vor einer Entfernung haben. Speziell bei Kindern ließe sich das meist vermeiden, wenn man in ihrer Ernährung auf Dinge verzichten würde, die sie nicht vertragen. Die berühmte „Rotznase“ vieler Kinder ist meist eine allergische Reaktion, meistens auf Kuhmilch, aber auch auf einige andere Stoffe.

### *Zwillinge*

*Schulter, Arme, Hände*

Schmerzen im **Schulterbereich** und an anderen Gelenken stammen meist nicht von „Abnutzungserscheinungen“, sondern von Ablagerungen von zu viel tierischem Eiweiß, zu viel Zucker, Alkohol, Kaffee und so weiter – kurz, von allen Nahrungs- und Genussmitteln, die den Körper übersäuern. Arme und Schultern beginnen zu schmerzen, zwangsläufig reduziert man die Bewegungen. Das Naturgesetz greift: Was ich nicht gebrauche, verkommt.

Es ist aber in keinem Alter zu spät, darauf zu reagieren. Drei Dinge wären hilfreich: Erstens die Bereitschaft, einige Minuten täglich eine leichte Gymnastik zu machen (ideal ist die Mondgymnastik), zweitens die Bereitschaft zu einer individuell angepassten, gesunden Ernährungsweise und drittens die richtige Einstellung. Sie müssen nämlich etwas Geduld mitbringen und die Überzeugung über Bord werfen, dass Beweglichkeit ab einem bestimmten Alter zwangsläufig abnimmt.

### Krebs

*Brustbereich*

Bei einer ***ästhetischen Brustoperation*** geht man vielen Komplikationen aus dem Weg, wenn man auf den richtigen Zeitpunkt warten kann.
Auch bei stärkeren Vernarbungen lohnt sich eine Nachoperation zum richtigen Zeitpunkt. Nach einer Operation im Brust-Lungen-Bereich sollte man speziell an den Krebs-Tagen jede Anstrengung vermeiden – besonders wichtig in der Rehabilitationsphase.

### Löwe

*Herz und Kreislauf*

Nach einer ***Herzoperation*** und besonders auch nach einer Operation aufgrund einer Krebserkrankung sollte man zu Hause nicht mehr die gleiche Bettposition einnehmen. Verschieben Sie Ihr Bett oder ziehen Sie in ein anderes Zimmer. Genauere Informationen über diese Zusammenhänge finden Sie in unserem Buch *Aus eigener Kraft* (S. 281). Wer gegen Narkosemittel empfindlich ist, vielleicht sogar allergisch darauf reagiert, sollte Operationen an Löwe-Tagen generell möglichst meiden.

### ***Jungfrau***

*Verdauungsorgane*

Alte, belastende Gedanken und Vorstellungen loszulassen, wirkt heilend auf die ***Verdauungsorgane.*** Über die Zusammenhänge weiß auch der Volksmund Bescheid: „Die Nachricht ist mir auf den Magen geschlagen." Meditation ist zwar immer eine gute Sache, bei Magenproblemen aber ist sie beinahe eine Notwendigkeit. Wer unser Buch *Meditieren zum richtigen Zeitpunkt* kennt, kann Erfahrungen zur Selbstheilung machen. Die Abendmahlzeit sollte bei Magen- und Darmproblemen früh erfolgen, möglichst vor 18 Uhr. Viele Menschen essen oder snacken spätabends, oft als „Einschlafhilfe". Das ist eine Einladung für Übergewicht, chronische Verdauungs- sowie Kreislaufprobleme und Herzkrankheiten.

**Waage**

*Hüftbereich*

Bei **Hüftoperationen** lohnt es sich besonders, auf den richtigen Zeitpunkt zu achten, wie viele Leserinnen und Leser schon berichtet haben. Wichtig: Nach der Operation sollten Sie sich trotzdem schonen, auch wenn sich alles wunderbar anfühlt! Wählen Sie in Zukunft immer die Treppe statt eines Lifts, damit Sie fit und beweglich bleiben.

**Skorpion**

*Geschlechtsorgane*

**Kalte Füße** und eine schlecht durchwärmte **Becken- und Nierengegend** können an Skorpion-Tagen leichter zu Entzündungen von Blase und Nieren führen. Werdende Mütter sollten sich an Skorpion vor jeder Anstrengung schützen, weil es an diesen Tagen leichter zu Fehlgeburten kommt, besonders bei zunehmenden Mond.

**Steinbock**

*Knie, Haut, Knochengerüst*

Bei Problemen mit den **Knien** und der **Wirbelsäule** versäumen Sie nicht, sich auch einmal den kundigen Händen eines Chiropraktikers oder Osteopathen anzuvertrauen. Das hat schon viele Operationen verhindert. Eine Tiefenreinigung der Haut kann an Steinbock Probleme verursachen, wenn der Mond gerade zunimmt oder das Reinigungsprodukt keine Bio-Qualität hat. Es kommt dann oft zu vergrößerten Poren.

**Wassermann**

*Unterschenkel*

**Krampfadern,** die an Wassermann-Tagen oder generell bei zunehmendem Mond operiert wurden, kommen fast immer zurück. Bei abnehmendem Mond dagegen ist der Erfolg gut erkennbar. Um nach einer

Operation dauerhaften Erfolg zu erzielen, sind drei Dinge wichtig. Erstens: sich allgemein mehr zu bewegen. Zweitens: eine Umstellung der Ernährung. Drittens: die Beine in Zukunft an Wassermann-Tagen nicht durch zu langes Stehen oder Sitzen zu belasten.

### Fische

*Füße*

Kaum eine Regel ohne Ausnahme: Das Korrigieren ***eingewachsener Nägel*** gehört in den zunehmenden Mond! Der Mondstand hat auf das Ergebnis eines solchen Eingriffs einen sehr großen Einfluss. Wichtig ist dabei auch, dem Tierkreiszeichen Fische aus dem Weg zu gehen. Diesen kleinen Eingriff bei abnehmendem Mond zu machen, würde zur Folge haben, dass der Nagel immer wieder einwächst.

# BIORHYTHMUS
## *Der Lebenstakt*

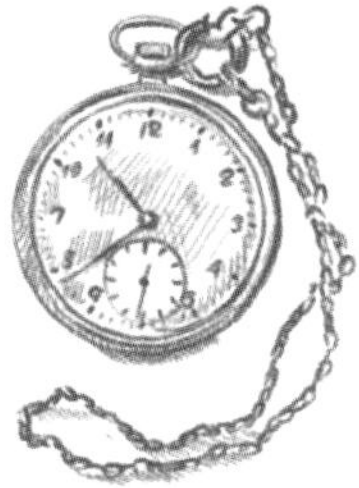

Das Wissen um die Mond- und Naturrhythmen neu zu beleben, gehört zu unseren Hauptaufgaben. Deshalb darf hier eine Säule erfolgreicher Gesundheitsvorbeugung auch nicht fehlen, nämlich die Kenntnis Ihres individuellen „Biorhythmus". Das Wort bedeutet nichts anderes als „Lebenstakt" oder „Lebenspuls". Schon die Ärzte im alten Griechenland nahmen Rücksicht auf die „guten" und „schlechten" Tage ihrer Patienten. Die Kräfte des Biorhythmus wirkten auf Körper, Geist und Seele vom Tag unserer Geburt an. Sie beeinflussen vieles von dem, was wir tun, fühlen und denken. Sich diese Kräfte bewusst zu machen, kann in etlichen Lebensbereichen, im Berufs- und Privatleben, von großem Vorteil sein, in erster Linie deshalb, weil die Auswirkungen in vieler Hinsicht vorhersagbar sind.

Drei Rhythmen sind es, die uns vom Tag unserer Geburt an im Takt einer langsamen, inneren Uhr begleiten:

*Der **körperliche Rhythmus**,*
*mit einer Länge von 23 Tagen,*
*der **seelische Rhythmus** mit 28 Tagen*
*und der **geistige Rhythmus,***
*der genau 33 Tage lang dauert.*

Jeder dieser Rhythmen beschert uns bis zur Hälfte seiner Dauer eine langsam bis zu einem Gipfelpunkt ansteigende Hoch-Phase. Direkt am Gipfelpunkt wechselt er in kürzester Zeit scharf und fast senkrecht abwärts zum Anfangspunkt und geht in eine absinkende Tief-Phase über, bis ein Tiefstpunkt erreicht ist. Von dort kehrt er scharf senkrecht nach oben zum Anfang zurück, wo der Hoch-Tief-Puls von Neuem beginnt.

Als Anschauungshilfe für diesen Rhythmus soll Ihnen die folgende Abbildung dienen, die den etwas merkwürdigen Verlauf einer jener Kurven nachzeichnet. Für das Beispiel haben wir den 28-tägigen seelischen Rhythmus gewählt.

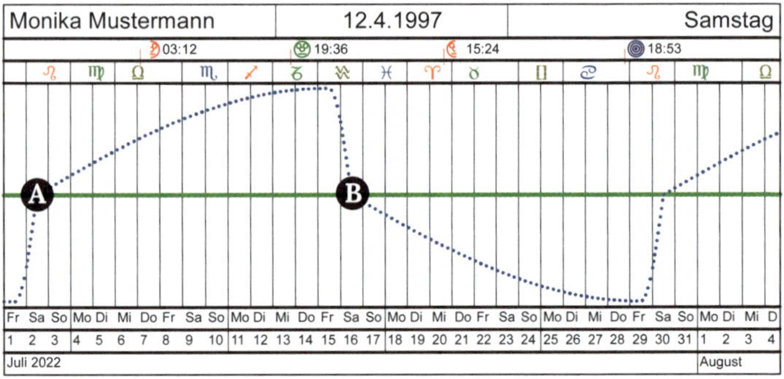


**Biorhythmuskurve** *(seelischer Rhythmus)*
*A: Erster Wechseltag*
*B: Zweiter Wechseltag und Neubeginn des Kreislaufs*

In der Abbildung sehen Sie, wie die Kurve zuerst nach oben strebt, am Tag – dem ersten Wechseltag (A) – scharf zum „Nullpunkt" absinkt und dann 14 Tage lang auf den Tiefpunkt zuläuft. Am zweiten Wechseltag nach 28 Tagen (B) vollendet sich eine Welle, der Rhythmus beginnt von vorne.

Der körperliche Rhythmus nimmt genau den gleichen Verlauf, die Hoch-Phase endet jedoch schon nach 11,5 Tagen, der gesamte Kreislauf ist nach 23 Tagen zu Ende. Seine Kurve verläuft also steiler.

Der geistige Rhythmus beendet nach 16,5 Tagen die Hoch-Phase und wechselt dort, die folgende Tief-Phase erreicht nach insgesamt 33 Tagen den Ausgangspunkt eines neuen Zyklus. Von allen Rhythmen hat also seine Kurve die geringste Steigung und das schwächste Gefälle.

Die ***Wechseltage*** sind bei allen drei Rhythmen von besonderer Bedeutung. Sie markieren eine kritische Zeitspanne, die Stunden, manchmal sogar einen Tag oder länger dauern kann. Ihre Wirkung auf Körper, Geist und Seele lässt sich mit einem Klimawechsel im Miniformat vergleichen, ähnlich dem Kräftewechsel bei Vollmond. Der Übergang vom Hoch zum Tief wird dabei oftmals als weniger einschneidend empfunden als der Wechsel von der Tief- zur Hoch-Phase. Wahrscheinlich liegt das daran, dass dem zweiten Wechseltag (vom Tief zum Hoch) schon einige Tage vorausgingen, die man ohnehin nicht in körperlicher, seelischer oder geistiger Bestform verbracht hatte.

Diese drei Rhythmen beeinflussen uns alle pausenlos, ohne Unterschied von Rang und Namen, durchdringen sich zudem, verstärken und schwächen sich gegenseitig und treten in Wechselwirkung mit zahlreichen anderen Einflüssen wie Gesundheitszustand, Alter, Umweltreize, Stress etc.

Die folgende Abbildung zeigt, wie etwa ein Monatslauf der drei Rhythmen aussehen kann.

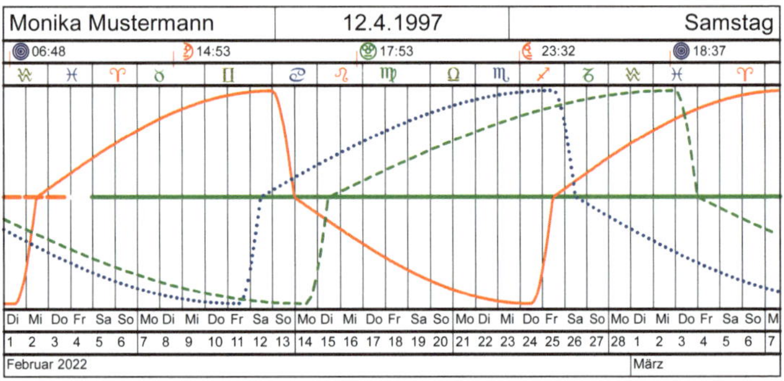


***Die drei Biorhythmen des Menschen***
***körperlich*** *(23 Tage),* ***seelisch*** *(28 Tage),* ***geistig*** *(33 Tage)*

In dieser Abbildung erkennen Sie, dass der körperliche Rhythmus für die Beispielperson am 24. Februar gerade ein Tief anzeigt, während sich geistiger und seelischer Rhythmus im Hoch befinden. So können sich die drei Rhythmen gegenseitig durchdringen und zur Verstärkung oder Abschwächung der Einflüsse beitragen. Das enge Zusammenspiel von

Körper, Geist und Gefühlswelt hat zur Folge, dass sich die Wirkungen der drei Rhythmen nicht eindeutig und für jeden Menschen in derselben Weise bestimmen lassen. Sie sind sehr individuell: Ein geistiges Tief kann sich indirekt auch auf die körperliche Verfassung auswirken, ein seelisches Hoch dagegen kann unter Umständen ein körperliches Tief vorübergehend vergessen lassen.

### *Der körperliche Biorhythmus*

*(23 Tage)*

Die Kenntnis des eigenen körperlichen Biorhythmus ist besonders für Menschen interessant, die sich in irgendeiner Form körperlich betätigen, ob im Sport oder im Beruf, etwa als Masseur, Tänzer, Bauarbeiter etc. Sie empfinden den Einfluss des körperlichen Biorhythmus deutlicher als andere Menschen.

Während der Hoch-Phase fühlt man sich in der Regel vital und ausdauernd, körperliche Arbeiten gelingen müheloser, alles geht leichter von der Hand, im Sport ist man generell leistungsfähiger. Beeinflusst werden auch Unternehmungslust und Dynamik, Selbstvertrauen und Mut.

Generell herrscht an jedem Wechseltag im Körperrhythmus eine kritische Zeit: Gesundheitlich ist man etwas anfälliger als an anderen Tagen, ansonsten problemlos bewältigte Aufgaben erfordern jetzt höhere Konzentration. Im körperlichen Zusammenspiel von Nerven, Muskeln und Gelenken ist manchmal „Sand im Getriebe".

Die Tief-Phase kennzeichnet ein allmählicher Kräfteabfall und verminderte körperliche Spannkraft. Größere Anstrengungen machen jetzt längere Erholungspausen nötig. Eine Bergtour in den Tagen im Tief vor dem zweiten Wechseltag verlangt viel mehr als etwa während der Hoch-Phase. Gerade die letzten Tage im Tief wären gut als Zeit der Erholung und Ruhe geeignet, um neue Kräfte sammeln zu können. Hebammen kennen den körperlichen Biorhythmus genau: Sie wissen, dass der 11. Tag (der Wechseltag im körperlichen Rhythmus) für Neugeborene eine kritische Zeit markiert.

Manchmal kommt es an diesem Tag häufiger zu Erbrechen oder anderen Symptomen. „Nach einem Monat sind Babys aus dem Gröbsten raus" – diese Einsicht beruht auf der Tatsache, dass die Kleinen nach 33 Tagen erstmals alle drei Rhythmen mit ihren Hoch- und Tief-Phasen sowie Wechseltagen durchlebt haben.

Sie können sich übrigens einen „Sport“ daraus machen und bei großen Sportereignissen die Leistungen der Spitzensportler analysieren, wenn Sie ihr Geburtsdatum nachschauen und den Biorhythmus des Wettkampftages berechnen.

### *Der seelische Biorhythmus*

*(28 Tage)*

Dieser Rhythmus nimmt Einfluss auf unsere innere und äußere Wahrnehmungs- und Empfindungskraft, generell auf unsere Gefühlswelt, auf Intuition und Schöpferkraft. Besonders wichtig ist er für Berufe wie etwa Erzieher, Ärzte, Krankenpersonal, Seelsorger und dergleichen.

In der Hoch-Phase ist man gefühlsmäßig beweglicher, die positiven Seiten des Lebens werden leichter erkannt. Es fällt nicht schwer, eine optimistische Sicht auf das Leben zu gewinnen und zu behalten. Gerade wer in Dienstleistungsberufen arbeitet, kann jetzt mit der Kraft positiver Gedanken viel Gutes bewirken.

In 14-tägigem Abstand, immer genau am Wochentag Ihrer Geburt, beschert Ihnen der seelische Rhythmus einen Wechseltag, eine kurze, manchmal etwas konfuse Zeitspanne. Gefühlsbedingtes Chaos, seelische Konflikte, sich an Nichtigkeiten stören: Dafür herrscht an den Wechseltagen das entsprechende Klima.

Während der Tief-Phase verarbeitet man etwa schlechte Nachrichten weniger gut, man rutscht leichter in eine pessimistische, niedergeschlagene und ängstliche Grundstimmung. Besonders gegen Ende der Tief-Phase ist erhöhte Selbstdisziplin nötig, um dem Pessimismus nicht zu viel Raum zu geben. Kindern, die gerade ihr seelisches Tief durchlaufen, eine Strafpredigt zu halten, ist ein vergebliches Unterfangen – zum einen Ohr rein, zum anderen Ohr raus.

**Der geistige Biorhythmus**
*(33 Tage)*

Er berührt vor allem die Fähigkeit, im Kopf und planend zu arbeiten. Beeinflusste Lebensbereiche sind Logik, Verstand und Lernfähigkeit, vorausschauendes Denken, Kombinationsgabe und innerer wie äußerer Orientierungssinn – im wahrsten Sinne des Wortes die „Geistes-Gegenwart". Lehrer aller Fachrichtungen, Politiker, Referenten, Journalisten und Schriftsteller empfinden das Auf und Ab dieses Rhythmus besonders stark.

Alle verstandesbestimmten Tätigkeiten erfahren während der Hoch-Phase Unterstützung. Man nimmt intellektuelle Lernstoffe und Informationen leichter auf und kann sie müheloser verarbeiten und wiedergeben, man konzentriert sich leichter.
Die Wechseltage im geistigen Rhythmus hemmen die geistige Spannkraft. Die Reaktionsfähigkeit ist nicht auf der Höhe. Alle Teilnehmer am Straßenverkehr sollten sich vorsichtiger als sonst verhalten und bedenken, dass auch sie selbst jetzt leichter einmal Fehler machen. Diese Zeit bremst oftmals das Aufnehmen neuer Lernstoffe. Das Meiden verzwickter

Aufgaben beziehungsweise eine erhöhte Konzentration ist hier das beste Mittel, um sich auf den geistigen Klimawechsel einzustellen.

Dasselbe gilt für die Zeit etwa zwischen Tag 20 und 33 im geistigen Rhythmus. In der Tief-Phase wird man allmählich geistig weniger beweglicher und ist dann leichter mental erschöpft, wenn die Aufgaben allzu heikel sind. Die Lern- und Entscheidungsfreude lässt nach; Ängste könnten so greifbar werden, als ob sie schon Wirklichkeit wären.

### *Die Anwendung im Alltag*

Wer den Biorhythmen bei sich selbst nachspürt, wird den Nutzen ihrer Kenntnis sehr bald aus eigener Kraft entdecken. Besonders im Umgang mit Kindern, in Schulen aller Art wäre sie von großem Vorteil. Wenn bei einem Schulkind geistiger und seelischer Rhythmus im Tief sind, ist es oft völlig sinnlos, neuen Lernstoff einzupauken. Eltern, denen das Wohl ihrer Kinder am Herzen liegt, können auf den Biorhythmus achten und versuchen, ihre Sprösslinge an diesen Tagen zumindest nicht mit zusätzlichen Anforderungen zu belasten. Die bisherige Literatur über den Biorhythmus ist insgesamt nicht sonderlich hilfreich, weil sie vergisst, dass der Biorhythmus von Mensch zu Mensch ganz individuell erlebt wird.

Insgesamt können Sie großen Gewinn aus der Kenntnis des Biorhythmus ziehen, wenn Sie die folgenden allgemeinen Regeln und Hinweise beachten:

› *Ihren eigenen Biorhythmus kennenzulernen, ist dann eine wunderbare Hilfe im Alltag, wenn Sie den Rhythmus nach und nach erforschen und entdecken – für sich allein, ganz ohne Hilfe von außen. Wie auch bei den Mondrhythmen gibt es im Biorhythmus des Menschen genau betrachtet keine „guten" und „schlechten" Tage. Es kommt immer darauf an, wie Sie die Kenntnis des jeweiligen Biorhythmus zu nutzen wissen.*

› *Immer dann, wenn Sie den Zeitpunkt wichtiger Arbeiten oder Vorhaben – bei denen Sie körperlich, geistig oder gefühlsmäßig auf der Höhe sein wollen/müssen – selbst bestimmen können, sollten Sie auf Ihren Biorhythmus achten und das jeweilige Vorhaben auf einen günstigen Tag legen.*

*› Immer dann, wenn ein wichtiges Vorhaben an einem nicht verschiebbaren Tag stattfindet und Sie gerade ein Tief durchlaufen oder ein Wechseltag herrscht, können Sie sich jetzt besser darauf einstellen. Sie brauchen so nicht in nebulöse Selbstzweifel zu verfallen, sondern dürfen sich klar machen, dass das Gefühl wie eine Wolke vorbeiziehen wird. Gut vorbereitet ist schon fast gewonnen.*

Das Erleben des eigenen Biorhythmus ist also eine von Grund auf persönliche Erfahrung. Sie lässt sich niemals verallgemeinern.

---

Sie werden sich nun fragen, wie man den eigenen Biorhythmus berechnet. Hier ist leider nicht der Platz für genaue Anleitungen, aber wir haben vorgesorgt. Schreiben Sie uns eine kurze E-Mail ***(vrz@aon.at)*** und wir senden Ihnen eine kostenlose, ausführliche Anleitung zur Selbstberechnung. Darüber hinaus haben wir auf unserer Website ***www.mondversand.com*** einen Service eingerichtet, über den Sie Ihren Biorhythmus online fürs Jahr oder mehrere Jahre im Voraus bestellen können.

---

Eine Nachbemerkung: Wenn Sie schon früher mit dem Wissen um den Biorhythmus in Berührung gekommen sind, werden Sie sich vielleicht über die Darstellung in unseren Abbildungen wundern. Üblicherweise wird er nämlich als Wellenlinie gezeichnet. Das erweckt jedoch den Eindruck, als ob die Hoch- und Tief- Phasen genau in ihrer Mitte am stärksten spürbar wären. Wer den Biorhythmus kennt, spürt und weiß, dass die Hoch- und Tief-Phasen am Ende, kurz vor den Wechseltagen, am stärksten wirken. Offen bleibt bei der Wellenlinie auch die Frage, warum bei dieser Form der Darstellung ausgerechnet die Wechseltage, als sanfte Durchgänge durch den Nullpunkt, eine kritische Zeit markieren sollen. Am tatsächlichen Verlauf der Biorhythmuskurven kann man sich viel leichter vorstellen, warum die Wechseltage kritisch sind: Der Wechsel erfolgt rasch, oft im Verlauf weniger Stunden.

In diesem Zusammenhang ist sicherlich auch ein Grund zu suchen, warum die Kenntnis des Biorhythmus nicht die Verbreitung gefunden hat, die er verdient. Spüren Sie Ihrem persönlichen Biorhythmus nach, dann werden Sie seine Existenz und seinen Nutzen erfassen. Auch bei diesem kleinen Abenteuer wünschen wir Ihnen viel Freude!

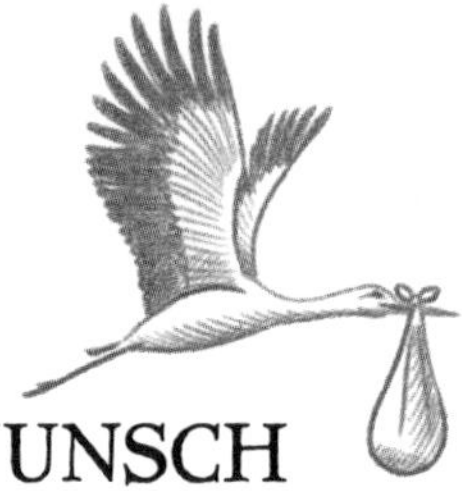

# KINDERWUNSCH *Den Storch mit dem* RICHTIGEN ZEITPUNKT *einladen*

Aus welchen Gründen auch immer: Ein unerfüllter Kinderwunsch kann das Lebensglück eines Menschen so sehr beeinträchtigen, dass auch ein Millionengewinn in der Lotterie nichts am Gefühl des Mangels ändern würde.

Auch eine chronische Anspannung, Stress im Beruf und daheim, überstarke Erwartungshaltung, ständig enttäuschte Hoffnung – all das kann die Erfüllung eines Kinderwunsches verhindern.

Oft hilft dann ein häufiges Meditieren, am besten begleitet von der gedanklichen Affirmation: „Was für mich gedacht ist, wird kommen." Und glücklicherweise hat auch hier der Mondrhythmus ein Wörtchen mitzureden. Aber natürlich sollten Sie nicht vergessen, dass es dafür so viele unterschiedliche Gründe gibt, wie es Menschen gibt. Seelischer

Druck hat hier nichts verloren und so manche „Einmischung“ in das natürliche Geschick trägt nicht zum letztlichen Glücklichsein bei. Gelassenheit und Annehmen versprechen meistens Erfolg.

> Während man früher auf die Mondphasen geachtet hat, ist es heutzutage eher üblich, sich für eine künstliche Befruchtung zu entscheiden. Dafür ist der ***zunehmende Mond*** besser geeignet. Auch das Tierkreiszeichen sollte Beachtung finden. Sehr günstig sind ***Löwe*** und ***Skorpion.*** Löwe taucht von Februar bis August im zunehmenden Mond auf, Skorpion von Mai bis November.
>
> Und eine alte Spezialregel: Am achten Tag nach dem Vollmond im August „klappt“ es auch oft.

***Was Sie zusätzlich tun können:***

*› Manche Frau hat keinen guten Schlafplatz. Ob eine Störung durch Erdstrahlen oder Elektrosmog vorliegt, ist im Endeffekt gleichgültig. Wer nicht ausgeruht aufwacht, sollte das Bett verschieben oder, wenn möglich, gleich in einem anderen Zimmer schlafen.*

› Kinderlosen Ehepaaren wird auch oft erfolgreich eine Urlaubsreise empfohlen. Das kann durchaus funktionieren, aber zu Hause angekommen, kommt es häufig zu einer Fehlgeburt – ein typisches Zeichen für einen schlechten Schlafplatz.

› Der persönliche Biorhythmus (siehe ab Seite 56) kann auch mithelfen, schwanger zu werden. Dazu sollte der körperliche Biorhythmus im Hoch sein. Um Fehlgeburten zu vermeiden, sollte eine schwangere Frau so wenig wie möglich auf Betonböden arbeiten. Die Energie von Beton würde sich belastend auswirken.

› Innere Gelassenheit zu entwickeln wäre also hier der wichtigste Lernprozess, sie fehlt oft am meisten. Lernen Sie zu meditieren, auch wenn es sich anfangs fremd anfühlt. Die neu gewonnene innere Ruhe öffnet Türen, die man sich nicht einmal im Traum vorstellen konnte.

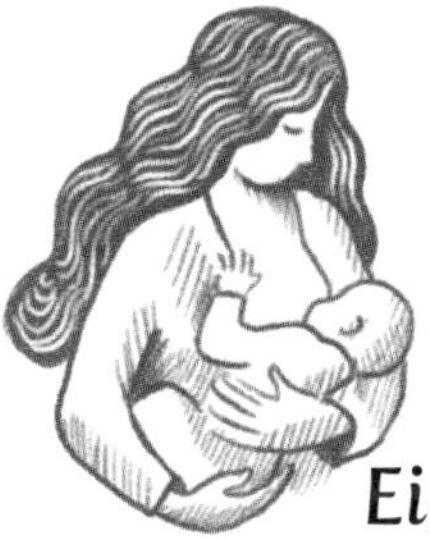

# STILLEN *und* ABSTILLEN
## *Ein Spezial-Thema*

Kinderwunsch erfüllt? Dann tauchen schon gleich zu Beginn Fragen auf, die sich ums Stillen und speziell ums spätere Abstillen und Entwöhnen drehen. Auch hier kann der Mondkalender Segensreiches bewirken. Was zaubert gleichsam automatisch und unfehlbar ein Lächeln auf das Gesicht eines Menschen? Es ist der Blick in das Gesicht eines Babys, das gestillt und zufrieden im Arm der Mama oder im Kinderwagen liegt.

Stillen ist das Beste für ein Baby – und dann kommt lange nichts. Die Zeiten des „automatischen" Abstillens in Krankenhäusern sind glücklicherweise vorbei, es war eines der unerkannten Verbrechen des letzten Jahrhunderts. Wenn Sie stillen, entgehen Sie der unverantwortlichen Propaganda der Babynahrungsindustrie, sparen ungeheuer viel Geld und bekommen ein viel zufriedeneres Kind mit einem optimal aufgebauten Immunsystem. Vor allem: ein Kind, dem Sie einen großen Vorrat an Urvertrauen und Optimismus für den späteren Lebensweg mitgegeben haben.

Für das „Bodyshaming“, das sich manchmal in Ihr Bewusstsein einschleicht, gefördert von törichten Teenie-„Influencern“ und der Industrie, weil die Brust vielleicht durch das Stillen ihre Straffheit verliert – auch dafür gibt es erfolgreiche Methoden und Übungen, die wir Ihnen gerne kostenlos zusenden (schreiben Sie an vrz@aon.at).

Nach vielen Monaten des Stillens kommt es irgendwann unweigerlich, das „letzte Mal“. Abstillen ist für das Baby vergleichbar mit dem letzten Schritt heraus aus dem Paradies, das es verlassen hat, um zu Besuch in Ihre Familie zu kommen und sich Ihrer Fürsorge anzuvertrauen. Ein bitterer Abschied manchmal, für Mutter und Baby, aber ein notwendiger – und kein Drama, wenn Sie es richtig anstellen und sich vom Mondkalender helfen lassen. Erfolgreiches Abstillen kann sehr einfach und ohne Medikamente erfolgen. Auf den richtigen Zeitpunkt kommt es an:

IDEAL

***Eine Woche vor Vollmond*** immer weniger anlegen und dann ***einen Tag vor Vollmond*** nur mehr ein einziges Mal. Schließlich ***an Vollmond*** zum letzten Mal anlegen.

Wenn Sie einen günstigen Zeitpunkt wählen, gelingt dem Baby problemlos die Umstellung auf kindgerechte Normalkost. Es weint der Muttermilch nicht nach. Die Brüste der Mutter schmerzen nicht und füllen sich nicht mehr. Der gefürchtete Milchstau bleibt aus. Mutter und Kind können entspannt den Alltag genießen, ohne „schlechtes Gewissen".

UNGÜNSTIG

Bei ***abnehmendem Mond.***

SEHR UNGÜNSTIG

***Bei Neumond.***

Zum ungünstigen Zeitpunkt stellt sich das Kind nicht leicht auf Normalkost ein und trauert der Muttermilch nach. Nachts jammert es oft und ist unzufrieden. Es besteht die Gefahr, aus Mitleid wieder mit dem Stillen anzufangen. Die Brust schmerzt vielleicht, wird ungewollt prall und läuft beim Duschen oder bei Berührungen aus. Brustentzündungen und Milchstau sind nicht selten.

### *Tipps und Anmerkungen*

Sie kennen nun den richtigen Zeitpunkt des Abstillens, aber schon in den Wochen vorher können Sie einiges tun, damit der Übergang auch wirklich zufriedenstellend und harmonisch abläuft.

› *Stillen Sie in den zwei Wochen vor Vollmond immer weniger und trinken Sie selbst auch etwas weniger. Entweder Sie lassen eine bis zwei Mahlzeiten ganz aus und geben ein Fläschchen oder Sie legen Ihr Kind nur kurz an und füttern zu. Manche Babys bevorzugen recht schnell Beikost und wollen anschließend noch ein wenig Muttermilch. Andere Kinder wollen es genau umgekehrt. Lassen Sie Ihr Kind entscheiden, denn sein Gefühl ist richtig.*

› *Wenn dann der Vollmond naht, greifen Sie nur noch zu einem Glas, wenn Sie Durst verspüren. Lassen*

*Sie auch das Kind die Brust nicht ganz leer trinken. Nach jedem Stillen streifen Sie jetzt die restliche Milch aus, bis die Brust ganz weich ist. So verfahren Sie bis zum Vollmondtag: immer weiter reduzieren.*

*› Am Vollmondtag selbst legen Sie das Kind ein letztes Mal an und trinken selbst anschließend etwa ein bis zwei Stunden lang nichts. Dem Baby geben Sie nur noch ungesüßten (!) Tee oder abgekochtes warmes Wasser. Fruchtsäfte sind keine gute Idee, sie lösen fast immer Bauchweh aus oder einen Ausschlag im Windelbereich!*

*› Salbeitee kann den Stillstand der Milchproduktion zusätzlich fördern. Einfach einige Tassen kurz vor dem Abstillen und danach trinken. Salbeitee ist aus diesem Grund für noch fröhlich stillende Mütter nicht geeignet!*

Nach dem endgültigen Abstillen hängt manches davon ab, ob Sie Ihren eigenen und den Ernährungstyp Ihres Kindes im Alltag berücksichtigen. Schreiben Sie uns, wenn Sie darüber Näheres wissen wollen (vrz@aon.at).

# Den MANGEL *ausgleichen* *Der richtige Zeitpunkt für* VITAMINE *und* MINERALIEN

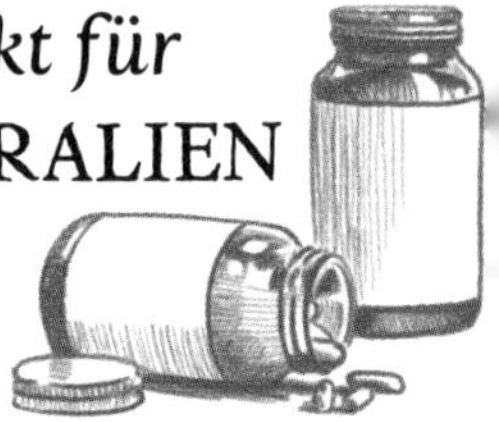

Bio-Obst und -Gemüse als Quelle von essenziellen Vitaminen und Mineralien ist fast immer die beste Wahl, aber es gibt natürlich heutzutage viele Situationen, in denen die Einnahme von „Nahrungsergänzungsmitteln" sinnvoll sein kann – etwa bei eintöniger Kantinenkost, nach längeren Krankheiten, in Schwächephasen, in der Rehabilitation und so weiter. Das Achten auf den richtigen Zeitpunkt ihrer Einnahme lohnt sich:

> GÜNSTIG
> Bei ***zunehmendem Mond*** und ***Vollmond***, ideal, wenn gleichzeitig Stier, Jungfrau oder Steinbock herrscht.

Wenn Sie einen günstigen Zeitpunkt wählen, kann der Körper Vitamine und Mineralien optimal aufnehmen und verwerten. Spezialtipp: Wenn Ihnen Eisen fehlt und Sie Präparate nehmen müssen, kann es der Körper nicht aufnehmen, sollte gleichzeitig ein Kupfermangel herrschen. Das wussten unsere Vorfahren und deshalb trugen sie vielfach Kupferarmbänder. Solange sich die Haut unter dem Armband dunkel färbt, sollten Sie das Armband tragen.

NICHT SO WIRKSAM

Bei ***abnehmendem Mond*** und **Neumond.**

Vitamine und Mineralien werden dann größtenteils wieder ausgeschwemmt, bevor sie dem Körper zu Diensten sein können. Oft wird dann die Dosis erhöht, und das belastet den Körper zusätzlich. Die Nieren sind in solchen Fällen eventuell überlastet, was sich manchmal wie ständige Rückenschmerzen anfühlen kann. Hochdosierte Mittel, zu lange eingenommen, können später zu Darmkrankheiten führen. Ohnehin sollten Nahrungsergänzungsmittel niemals eine Dauerlösung sein.

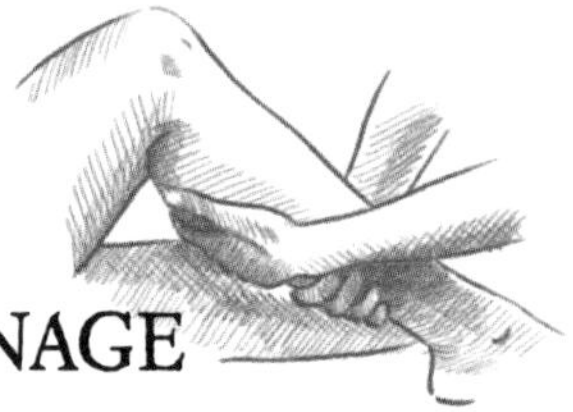

# LYMPHDRAINAGE
## Die TRANSPORTWEGE *des Körpers öffnen*

Die manuelle Lymphdrainage wird zur Behandlung von Stauungen im Lymphabfluss eingesetzt. Erkennbar sind sie an deutlich sichtbaren Schwellungen, meist an Beinen und Armen. Dort sind sie gut mit einer Lymphdrainage behandelbar. Ihre Wirkung beruht im Wesentlichen auf vier Wirkeffekten, nämlich der entstauenden, der schmerzlindernden und der muskelentspannenden Wirkung sowie einer stärkenden Wirkung auf die Abwehrkräfte. Diese wertvolle Behandlungsmethode kann in hohem Maß vom guten Timing im Mondrhythmus profitieren.

IDEAL

Bei ***abnehmendem Mond*** in Zwillinge, Waage und Wassermann.

GÜNSTIG

Bei ***abnehmendem Mond*** einschließlich ***Neumond.***

Wenn Sie einen günstigen Zeitpunkt wählen, ist eine Lymphdrainage eine wahre Wohltat! Sie entspannen sich, während Ihr Körper optimale Entgiftungsarbeit leistet. Man fühlt sich hinterher schwebeleicht. Trinken Sie nach der Behandlung viel klares Wasser, weil die Lymphbahnen bei der Transportarbeit Unterstützung brauchen.

UNGÜNSTIG

Bei ***zunehmendem Mond.***

SCHLECHT

Bei ***zunehmendem Mond*** und **Vollmond** in Zwillinge, Waage und Wassermann.

Zum ungünstigen Zeitpunkt kann sich schlimmstenfalls ein Lymphstau einstellen. Die Lymphbahnen sind irritiert und blockiert. Geschwollene Lymphbahnen lassen sich tatsächlich fast immer nur bei abnehmendem Mond lösen. In der Zwischenzeit können sie auch schmerzen. Wer beispielsweise nach einer Brustamputation den falschen Zeitpunkt für eine Lymphdrainage wählt, hat viel länger Probleme.

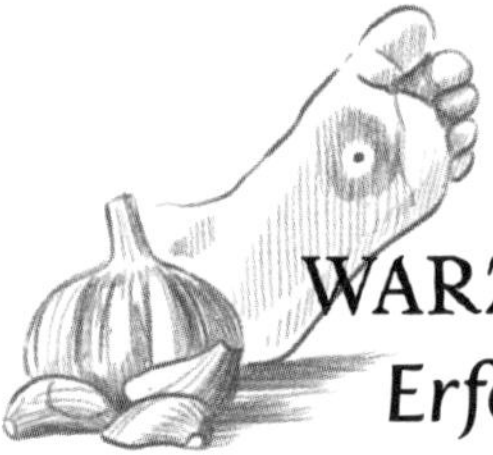

# WARZEN ENTFERNEN
## *Erfolgreich mit dem*
## RICHTIGEN ZEITPUNKT

Ein besonders heikles und gleichermaßen wichtiges Thema im großen Feld des Mondwissens: Alles, was im Körper unerwünscht wächst – von der kleinen Warze über den „verdächtigen Knoten" bis zum gefährlichen Tumor –, ist in besonderem Maß vom richtigen Zeitpunkt beeinflusst, was den Behandlungserfolg betrifft. Wird das „kleine Übel" Warze zum richtigen Zeitpunkt behandelt, ob per Operation oder mit Mitteln der Naturheilkunde, ist der Erfolg fast schon garantiert. Zum falschen Zeitpunkt „berührt", kann man oft zuschauen, wie das Problem bald schon verstärkt wiederkehrt. Und so sehen die Zusammenhänge aus:

> IDEAL
> Bei ***abnehmendem Mond,*** mit Ausnahme von Krebs, wenn die Warze operativ entfernt wird.

Wenn Sie einen günstigen Zeitpunkt wählen, ist die Chance, dass die Warzen verschwinden, viel größer. Jedoch sollten Sie bei Neumond unbedingt mit jeder Form der Warzenbehandlung aufhören! Wenn man auch noch am Neumondtag behandelt, ist sogar die genaue Minute des Neumonds entscheidend. Schon kurz danach kann man den Behandlungserfolg zunichtemachen. Am besten schon einen Tag vorher mit der Behandlung aufhören! Wenn die Behandlung bei Neumond noch nicht erfolgreich abgeschlossen ist, hören Sie trotzdem damit auf und beginnen Sie erst wieder einen Tag nach dem nächsten Vollmond!

UNGÜNSTIG

Bei ***zunehmendem Mond***, besonders wenn gleichzeitig der Mond in Krebs oder Steinbock steht. An **Vollmond** und an den drei Tagen zuvor.

Zum ungünstigen Zeitpunkt kommen die Warzen wieder zurück oder vermehren sich sogar. Besonders Warzenoperationen bei zunehmendem Mond können sich recht ungünstig auswirken!

### Tipps und Anmerkungen

› *Natürliche Behandlungsmethoden sind bei Warzen sehr erfolgreich, wenn der richtige Zeitpunkt eingehalten wird. Bei jeder Form der Selbstbehandlung müssen Sie jedoch die Mühe auf sich nehmen, die Warze täglich frisch zu versorgen. Ihr Lohn ist, dass die Warze manchmal schon nach einer Woche verschwindet. In den meisten Fällen dauert die Behandlung aber 10 bis 14 Tage. Selten kommt es vor, dass die Behandlung zwar angesprochen hat, aber nicht erfolgreich genug vor dem nächsten Neumond.*

*Legen Sie in diesem Fall trotzdem ab Neumond 14 Tage Pause ein und beginnen Sie beim nächsten Vollmond noch einmal. Eine Weiterbehandlung bei zunehmendem Mond wird wie eine Programmierung zur Rückkehr der Warze.*

› *Methoden aus der Naturmedizin gibt es viele – vom Schöllkrautsaft über Tinkturen aus der Apotheke bis zu aufgelegten Apfelscheiben.*

*Ein Beispiel: Halbieren Sie jeden Abend eine Knoblauchzehe und legen Sie diese mit der Schnittfläche auf die Warze(n). Fixieren Sie das Ganze mit einem Pflaster und kleben Sie eventuell ein weiteres*

*Pflaster darüber, damit nichts verrutscht (es kann auch wie ein Verband abgedeckt werden). Entfernen Sie Pflaster und Knoblauch, bevor Sie duschen. Wichtig: Tagsüber die Stelle völlig in Ruhe lassen, nicht kratzen oder reiben.*

*› Je länger die Knoblauchzehe aufliegt, desto schneller kommt der Erfolg. Wer also nicht auswärts arbeitet, kann die Pflaster auch tagsüber drauflassen. Der verwendete Knoblauch riecht nach der Behandlung unangenehm (nicht nach Knoblauch!). Am besten sofort draußen in der Mülltonne entsorgen!*

*› Wenn der Knoblauch länger haften kann, schützen Sie die gesunde Haut um die Warze herum, weil sie sonst zu stark aufweicht. Dazu am besten ein Loch in Warzengröße aus einem Pflaster schneiden, auflegen und erst dann die Warze mit dem Knoblauch bedecken. Darüber dann ein zweites Pflaster zur Fixierung kleben.*

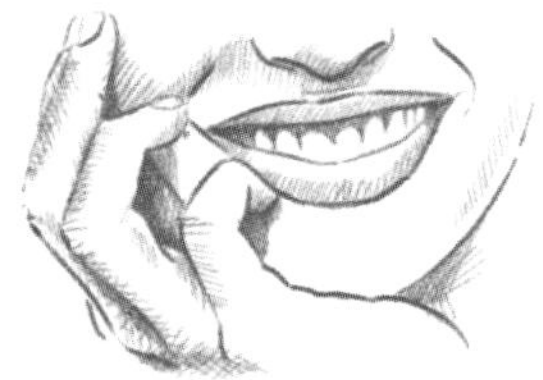

# *Ohne* ANGST *zum* ZAHNARZT

Zum Zahnarzt müssen wir alle. Aber ob wir es mehr oder weniger gelassen ertragen oder ob wir schon beim Gedanken daran ins Zittern kommen, daran ist oft auch der günstige oder ungünstige Zeitpunkt im Mondrhythmus „schuld".

Dass beispielsweise ein gezogener Weisheitszahn zu zwei Wochen Arbeitsausfall führen kann, während man ein andermal, nachdem die Wirkung der Spritze nachgelassen hat, schon wieder obenauf ist – davon hat jeder schon gehört oder es am eigenen Leib erfahren. Gehen Sie nach den Regeln des richtigen Zeitpunkts zum Zahnarzt – und Sie haben gute Chancen, dass Sie keine Medikamente brauchen und alles wunderbar verheilt.

Für die Wahl des richtigen Zeitpunkts haben heute viele Zahnärzte Verständnis und ließen sich in den letzten Jahrzehnten durch die eigene Erfahrung erfolgreich „bekehren“. Ein früherer Präsident des Bayerischen Zahnärzteverbandes hat sogar ein ganzes Buch darüber geschrieben.

Die folgenden Grundregeln zum richtigen Zeitpunkt für den Zahnarztbesuch gelten für alle Tätigkeiten des Dentisten, gleichgültig ob es sich um Plomben, Kronen, Brücken und Implantate, Mundhygiene und Zahnreinigung, Zahnziehen und Kieferoperationen handelt.

GÜNSTIG

Bei ***abnehmendem Mond,*** mit Ausnahme von Widder oder Stier.

Wenn Sie einen günstigen Zeitpunkt wählen, hält eine Zahnreinigung viel länger vor und schmerzt nicht so. Sie können beim Zahnziehen mit geringerer Blutungsneigung rechnen, mit schnellerem Heilungsverlauf und geringerem Risiko für Komplikationen. Gerade Weisheitszähne verursachen viel weniger Probleme. Implantate halten länger, ebenso Plomben, Kronen und Brücken.

UNGÜNSTIG

Bei ***zunehmendem Mond*** inklusive Vollmond.

SEHR UNGÜNSTIG

Bei ***zunehmendem Mond*** in Widder, Stier und Krebs und immer an Vollmond sowie an den drei Tagen zuvor.

Zum ungünstigen Zeitpunkt kommen Komplikationen und Infektionen nach Operationen häufiger vor, die Heilungs- und Genesungsphasen dauern in der Regel länger. Gegen Vollmond zu treten beim Zahnziehen häufiger stärkere, schwer stillbare Blutungen auf. Die Folge können Schwellungen und anhaltende Schmerzen sein. Kronen können lange vor Ende ihrer normalen Haltbarkeitsdauer herausfallen. Das Zahnfleisch zieht sich rascher zurück.

### *Keine Regel ohne Ausnahme*

Das Abnehmen von Abdrücken für Prothesen ist bei zunehmendem Mond etwas erfolgreicher, weil es nicht so leicht zu Druckstellen kommt. Das gilt auch fürs Anpassen und Nachstellen von Zahnspangen.

**Tipps und Anmerkungen**

› *Besonders wichtig ist es, sich – auch wenn der richtige Zeitpunkt gewählt wurde – nach dem Eingriff zu schonen. Nach einer Zahnoperation sollten Sie nichts Schweres heben, keinen Sport, kein Yoga und keine Gymnastik machen und nichts essen, was belastend wirkt oder verletzen könnte (Nüsse, trockene Kekse und so weiter).*

› *Die beste Medizin nach dem Zahnziehen ist Salbeitee. Er hat die wunderbare Eigenschaft, Wunden von innen her schneller zu heilen. Kamillentee hat ebenfalls wundstillende Eigenschaften, aber er eignet sich nicht für die Mundregion, weil er die Wunde manchmal zu schnell schließt und dann schädliche Bakterien mit eingeschlossen werden. Alkohol, Rauchen und Kaffee verzögern die Wundheilung im Mundraum.*

› *Nehmen Sie vor jedem Eingriff fünf Arnika-Globuli D12 ein, auch unmittelbar nach dem Eingriff, und dann eine Woche lang fünf Globuli täglich. Diese unterstützende Begleitung gilt für Operationen aller Art!*

› *Jeder Zahn ist über Energiebahnen mit Organen und Körperregionen verbunden. Manchmal deuten Zahnschmerzen auf ein Problem des jeweils „angeschlossenen" Organs hin. Wir senden Ihnen gerne kostenlos die Liste zu, denn es macht Sinn, beim Zahnziehen und Plombieren auf diese Zusammenhänge zu achten. Eine E-Mail genügt:* vrz@aon.at

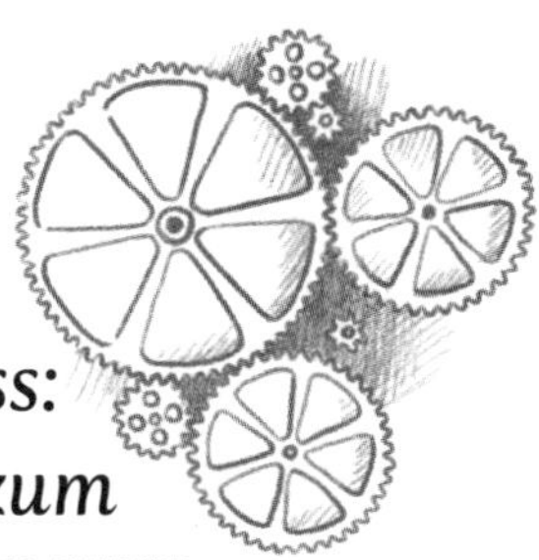

# *Zum guten Schluss:* *Ein* NEUANFANG *zum* RICHTIGEN ZEITPUNKT

Fast jeder Gesundheitsratgeber, jedes Ernährungs- und Diätbuch lässt ein wichtiges Thema aus. Denn das Befolgen der mehr oder weniger sinnvollen Empfehlungen erfordert eines ganz sicher: Das Ändern von Gewohnheiten. Manchmal von Gewohnheiten, die man seit vielen Jahrzehnten pflegt und vielleicht gerade deshalb zu dem Schluss kommt: „Nein, diese Gewohnheit kann nicht die Ursache meiner Probleme sein, denn das mache ich schon sooo lange ...“

Wie schwer das Ändern schädlicher Gewohnheiten ist, das wissen wohl die allermeisten Menschen. Die gute Nachricht: Auch dafür gibt es einen richtigen Zeitpunkt im Mondrhythmus. Ihn zu befolgen, unterstützt Ihre Absichten und verkürzt und/oder mildert die Entzugserscheinungen.

Sitten, Gebräuche, kulturelle Eigenarten, Routinen, Gewohnheiten – es gibt viele Bezeichnungen für Verhalten, das sich in mehr oder weniger regelmäßigen Abständen wiederholt. Ein großer Teil geschieht automatisch und ist lebensnotwendig, etwa alle Bewegungsvorgänge, die es uns ermöglichen, die richtigen Entscheidungen zu treffen, ohne darüber nachzudenken – beispielsweise beim Steuern eines Autos.

Aber wir alle kennen auch das, was man eine „schlechte Gewohnheit" nennt, eine eingeschliffene Verhaltensweise oder vielleicht beinahe eine Sucht, die man nur sehr schwer ablegen kann – manchmal erst dann, wenn der Preis dafür höher ist als der subjektiv empfundene Gewinn. In diesem Schlusskapitel möchten wir Ihnen eine kleine Hilfe anbieten, wenn Sie einen guten Vorsatz gefasst haben. Es gibt nämlich auch dafür einen richtigen Zeitpunkt (das ist fast nie Neujahr!). Die folgende Regel für einen Neuanfang gilt nicht nur für das Ablegen von blockierenden Gewohnheiten, sondern auch generell für den Beginn eines Vorhabens.

Der richtige Zeitpunkt für einen Neuanfang in jeder Hinsicht:

IDEAL
Generell bei **Neumond,** besonders aber bei Neumond im März sowie jedes Jahr am 2. Februar und am 1. September.

EHER UNGÜNSTIG
Generell bei ***abnehmendem Mond,*** aber auch speziell alljährlich am 1. August, bei rückläufigem Merkur und leider meistens auch am Neujahrstag.

Das Beachten dieser Regeln lässt sich vergleichen mit dem Herbeirufen eines stetig wehenden, günstigen Windes. Wer jetzt die Segel setzt und geschickt auf sein Ziel zusteuert, hat ihn im Rücken wie einen guten Freund. Allerdings führt er keine Garantien im Gepäck; er nimmt keinen Einfluss auf das Geschick und die Fähigkeiten des Kapitäns. Deren Pflege und Entwicklung ist seine Sache. Er darf auch bei bester Wahl des Zeitpunkts keine Sturmwarnungen übersehen und seinen gesunden Menschenverstand nicht unter Deck lassen.

Abhängigkeit, Sucht, Gewohnheit, Tick – was macht eigentlich den Unterschied aus? Erst wenn Sie auf eine Gewohnheit verzichten, sei es im Denken, im Handeln oder etwa beim Essen, können Sie beurteilen, ob es „nur“ eine Kleinigkeit oder eine Sucht war. Stellen sich nämlich Entzugserscheinungen ein, wird es höchste Zeit, etwas zu ändern.

Wer nicht mindestens sieben Tage lang auf eine Gewohnheit verzichten kann, der hat Grund, sich die Sache näher anzuschauen und sich zu fragen: „Wer ist hier eigentlich der Herr im Haus?“

Sehen Sie der Gewohnheit ruhig und gelassen ins Auge. Betrachten Sie sie von allen Seiten. Und entscheiden Sie dann, sie aufzugeben. Warum? Weil es Ihr Wille ist. Punkt, basta. Suchen Sie nicht lange nach Begründungen, weil oftmals die „Gründe“ einen langfristigen Erfolg verhindern. Und dann wählen Sie für die Ausführung Ihres Entschlusses den richtigen Zeitpunkt.

Lieben Sie sich selbst noch ein wenig mehr als bisher, seien Sie ein wenig mehr auf der Hut, arbeiten Sie an sich und an Ihren negativen Gewohnheiten. Und dann wählen Sie für die Beendigung des Schlechten und den Neuanfang den richtigen Zeitpunkt.

# NACHWORT

Damit sind wir am Schluss dieser kleinen Reise durch das Wirken des Mondkalenders auf Gesundbleiben und Gesundwerden angekommen.

Vertrauen Sie ab jetzt Ihrem persönlichen Gespür. An Sie ganz persönlich wenden wir uns, nicht an die Öffentlichkeit oder an eine bestimmte Organisation. Vergessen Sie für einige Zeit, was Freunde, Nachbarn, Partner, Kinder, Ihr Chef, Ihre Untergebenen – „die Welt" – über diese Zeilen sagen würden. Vielleicht haben wir Ihnen geholfen, das Echte besser zu erkennen, wenn Sie ihm begegnen.

Wir möchten mit dem Schlusswort unseres Buches *Aus eigener Kraft* enden:

*„Die Natur sorgt dafür, dass Sie niemals weit reisen müssen, um zu bekommen, was Ihr Körper braucht. Was Ihr Herz braucht, liegt sogar noch viel näher, keine Handbreit entfernt. Suchen Sie nicht, was Sie schon besitzen ... Erinnern Sie sich an Ihre Freiheit. Erinnern Sie sich an die Liebe."*

Sämtliche Angaben in diesem Werk erfolgen trotz sorgfältiger Bearbeitung ohne Gewähr. Es wird ausdrücklich darauf hingewiesen, dass die enthaltenen Informationen ***keine medizinische oder ärztliche Beratung*** darstellen und eine solche auch in keinster Weise ersetzen können. Bitte konsultieren Sie stets bei allen gesundheitlichen Fragen oder Beschwerden einen Arzt. Insbesondere die Notwendigkeit von Operationen/Behandlungen muss ***von Ärzten abgeklärt*** werden. Autoren und Verlag bzw. Herausgeber übernehmen ***keine Haftung*** für Schäden oder Verluste, einschließlich entgangenen Gewinns und Folgeschäden, welche durch den Gebrauch oder das Vertrauen auf die in diesem Buch enthaltenen Angaben entstehen.

1. Auflage


Medieninhaber, Verleger und Herausgeber:
Red Bull Media House GmbH
Oberst-Lepperdinger-Straße 11–15
5071 Wals bei Salzburg, Österreich

Gedruckt in Tschechien von Finidr
ISBN 978-3-7104-0361-3

FSC www.fsc.org MIX Papier aus verantwortungsvollen Quellen FSC® C014138